U0032143

肌筋膜
健身全書
Faszien Fitness
Vital, elastisch, dynamisch in Alltag und Sport

羅伯特‧施萊普Robert Schleip＿＿約翰娜‧拜爾Johanna Bayer＿＿著

呂以榮、劉彬彬＿＿譯

目錄

推薦序　**健身界新興潮流——肌筋膜運動**　　甘思元　7

序　9

導　論　**為什麼要訓練肌筋膜？**　13

第1章　**什麼是肌筋膜與結締組織？**　21

第2章　**肌筋膜訓練原則**　53

第3章　**肌筋膜健康操**　107

第4章　**肌筋膜、物理治療與溫和療法**　189

第5章　**活力肌筋膜：飲食與健康的生活方式**　203

結　語　**未來屬於肌筋膜！**　213

圖片索引　216

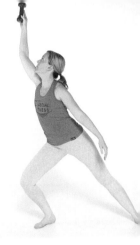

肌筋膜健康操一覽表

基礎訓練 ··· 114
  足底滾球 ··· 116
  小腿肌與阿基里斯腱的彈跳練習 ····················· 118
  伸展身體正面與背部肌筋膜線：老鷹飛翔 ········ 120
  伸展腰部與身體兩側：老鷹振翅 ···················· 122
  活化肩膀與肩胛帶：雙臂推牆 ························ 124
  放鬆頸部與背部：蛇形脊椎運動 ···················· 126

改善問題部位：背部、頸部、手臂、臀部、足部動作訓練 ·········· 128
  背部簡易操 ··· 129
    滾壓腰部肌筋膜 ·· 130
    伸展背部：貓式弓背 ································· 132
    非洲式彎腰 ··· 134
    揮劍動作 ··· 136
    釋放脊椎壓力 ··· 138
  上班族的問題部位：頸、臂、肩 ···················· 140
    伸展肩膀 ··· 141
    活絡頸部 ··· 142
    放鬆疲乏的前臂 ·· 143
    全身擺盪運動：竹子搖擺 ··························· 144
  臀部運動 ··· 146
    滾壓大腿 ··· 147
    活化大腿外側 ··· 148
    雙腿擺盪 ··· 150
    魟魚式 ·· 152
  足部與步行訓練 ·· 153
    滾壓足底筋膜 ··· 154
    提升腳底敏感度 ·· 154
    雙腿擺盪 ··· 156
    足部、小腿肌與阿基里斯腱的彈跳練習 ········ 157
    伸展阿基里斯腱 ·· 158

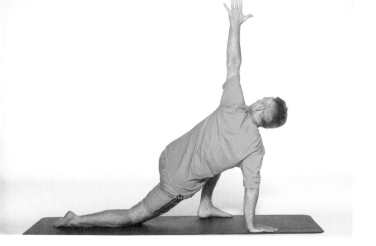

肌肉型與軟 Q 型訓練要訣 ···················· 159

　軟 Q 型與舞者：結締組織柔軟的人 ···················· 160

　　鍛鍊肩膀與胸部：緊實胸部 ···················· 161

　肌肉型：結締組織堅韌的人 ···················· 162

　　擴胸運動 ···················· 163

男生女生訓練重點大不同 ···················· 164

　給女性的練習與訓練要訣 ···················· 164

　　滾壓大腿 ···················· 165

　　緊實大腿與臀部 ···················· 166

　　緊實腹部 ···················· 167

　給男性的練習與訓練要訣 ···················· 168

　　紅鶴式 ···················· 168

　　投擲 ···················· 170

　　伸展內收肌群 ···················· 172

運動員之痛 ···················· 174

　給運動員的訓練指示 ···················· 174

　肌肉痠痛自救法 ···················· 175

　　滾壓小腿肚 ···················· 176

　　滾壓其他肌肉痠痛部位 ···················· 178

　　舒緩肌肉痠痛的緩慢伸展操：大象走路 ···················· 180

　越跑越均衡——給跑者的訓練指示 ···················· 181

　給自行車運動員的訓練指示 ···················· 182

日常生活中的肌筋膜訓練：小動作大創意！ ···················· 184

　階梯舞 ···················· 185

　開燈關燈好功夫 ···················· 186

　日常生活中的非洲式彎腰 ···················· 186

銀髮族的肌筋膜訓練 ···················· 187

推薦序

健身界新興潮流——肌筋膜運動

甘思元

　　真是太棒了！終於有人從肌筋膜的角度來談健身了。

　　長久以來，肌肉與體脂幾乎占滿了健身界的所有篇幅。一談到健身，大家也習慣性的想到要練肌肉或降體脂，好像有了肌肉就會健美，降了體脂就會健康。健身的動作，也幾乎都專注在每一塊肌肉的大小，好像身體就只是由一塊一塊的肌肉拼湊起來而已。如果身體有哪裡不舒服或是受傷，我們也習慣地去找哪塊肌肉出了問題……好像身體除了骨骼、肌肉、體脂以外沒什麼重點了。這真是健身或運動界的一大迷失！

　　殊不知，連結全身肌肉與骨骼，讓全身得以運動順暢自然的關鍵，是一層一層、裡裡外外、互相綿密相連、構成全身立體運作的、看似不起眼的肌筋膜，而肌筋膜也直間或間接影響著全身的所有動作，甚至是身體痠痛或運動是否有效率的重要因素之一。

　　身體的運動是一體的，而真正把全身的肌肉、骨骼連在一起的就是，肌筋膜。

　　可是我們卻習慣把身體用生理解剖的角度來看，把它分成骨骼、肌肉，又把不同部位的肌肉分開來練，好像只要每一塊肌肉都很大、有力，全身的運動就會很順暢、很有力。連動這些骨骼、肌肉的關鍵卻是肌筋膜。人如果沒有健康的肌筋膜，就好像一個城市沒有健康、順暢且四通八達的交通聯絡網與廢棄物清運網

一樣，人和城市都無法健康運作。

肌筋膜不只是肌肉與骨骼連絡的重要角色，而且還是大腦蒐集全身器官與神經系統重要資訊的「傳輸網」。舉凡人體的行、住、坐、臥等日常生活的任何動作，肌筋膜都會把適當的資訊透過神經系統，把身體每一個部位的相對位置與碰觸、壓力、伸張等等感覺傳遞給大腦與反射神經元，讓身體可以迅速、有效、正確地控制全身。

所以，肌筋膜對人體而言，重不重要？

事實上，我們所熟知對身體健康有益的瑜伽、按摩、伸展，甚至心靈的專注與放鬆，和肌筋膜都有密不可分的關係，只是鮮少有人從科學角度去正視與研究它。這麼重要的「薄膜」被人們長期忽略可見一斑。

直至最近的醫學界與運動界才開始重視。德國的施萊普博士，則是其中的先驅者。很高興，台灣能引進這本書，讓台灣熱愛運動與一般的讀者們能有機會自我訓練與保養自己身上的肌筋膜，進而促進健康並預防痠痛與受傷。

在此我要大力推薦這本書給所有關心自己身心健康的朋友，不論你喜不喜歡運動，我相信你都可以藉由這本書深入淺出的觀念、知識與動作，增進自己的健康，減少受傷與痠痛的機會，給自己一個更健康與快樂的生活。

（本文作者為國家級運動健護教練、力格健護運動中心創辦人）

序

克勞斯・艾德 Klaus Eder

雖然行程滿檔，卻委實無法婉拒這份撰序邀約，況且此書談的是肌筋膜，正是我最鍾愛的議題。加上作者羅伯特・施萊普博士的工作能力一向令人讚佩。我們兩個人多年來都在高度關注肌筋膜在人體內，尤其在運動醫學領域中所扮演的角色。

透過施萊普博士的研究，以及他在物理治療領域的實務工作經驗，肌筋膜議題不僅搖身一變成為科學研究的對象，更成為運動物理治療師與徒手治療服務的矚目焦點。

我很高興看到施萊普博士透過這本淺顯易懂的書和廣泛讀者分享肌筋膜議題，這份喜悅實在筆墨難以形容。

我與職業運動員一起工作了數十年。我受託照顧他們的身體。從 1988 年迄今，我一直擔任德國國家足球隊隊醫，曾陪同我們的「子弟兵」長征世界足球大賽 7 次，並且有幸從 1990 至 2012 年擔任戴維斯盃德國網球代表隊的物理治療師。

雙手，就是我的診斷與治療工具。我對大多數頂尖運動員的肌肉與肌筋膜僵硬狀況非常熟悉，程度絕不亞於對自家花園的瞭解。

同樣的我也明白，當運動員因為受傷或過度損傷必須暫時或完全停賽時，內心承受著巨大的挑戰。我相當清楚，他們幾乎都是肌筋膜受傷。用徒手治療就可

以降低他們的傷害幅度，並大幅縮減疼痛時間。這些成功的治療案例完全來自我擁有的肌筋膜生理學知識，以及多年的工作經驗。

但是，我和其他運動傷害領域的治療師們並非擁有紮實正確的知識基礎，多半只是依靠直覺與經驗罷了。施萊普博士改變了這一切。透過科學實驗，施萊普博士與沃姆大學團隊奠定了嶄新的肌筋膜知識。他們指出：肌筋膜硬化未必與肌肉有關，壓力可能也是導因。

身為徒手治療師的我，數十年裡曾觸診過運動員及病患硬化的肌筋膜，卻苦於無法說明與解釋。因為我並不明瞭其中原因。唯一的診療依據僅止於個人感覺。雖曾多次向醫師及骨科醫師請教，得到的說法都是肌筋膜硬化源自於腦部。但這套解釋模式和我的直覺並不相符。況且和醫師們討論，也絕對不是一件容易的差事。

因此，當施萊普博士的肌筋膜實驗研究於 2006 年榮獲知名的「楊泰教授肌肉骨骼醫學獎」（Vladimir Janda Preis für Muskuloskeletale Medizin）時，讓我格外欣喜。

因我曾受教於楊泰教授。來自布拉格的他是一位傑出的神經生理學家，專門研究肌肉議題。我與幾位當年很早就進入運動物理治療領域的先鋒部隊，皆蒙楊泰教授指導，進而瞭解肌筋膜在正常動作中的重要性，以及治療時出現的明顯反應。

多年以來，我在多瑙斯陶夫（Donaustauf）伊甸復健醫院裡治療過許多運動傷害病患。不僅從一般的復健患者身上，更從頂尖運動員身上皆可觀察到肌筋膜的反應與其重要性。

因此，格外歡迎這本書的問世，因為它淺顯易懂地解釋肌筋膜的功能。由衷冀望此書能幫助所有的人，讓不論是頂尖運動員，還是一般休閒運動人士皆可接觸到肌筋膜訓練。

在我看來，施萊普博士及其研究團隊近年來研發的肌筋膜訓練非常具有潛力。此書若能讓更多人體會到運動樂趣與成果，進而避免運動傷害，不需要肌筋膜治療師的專業協助，我個人也非常樂見其成。

這麼一來，我們運動物理治療師絕對不會失業。感謝施萊普博士的研究，讓我們未來的工作更加簡易上手。

克勞斯・艾德

2014 年 8 月寫於多瑙斯陶夫

序者簡介

克勞斯・艾德是物理治療師。多年來一直負責治療各類運動的頂尖運動員以及奧林匹克選手，其中也包括德國世足隊及德國戴維斯盃代表隊。他在多瑙斯陶夫經營一間整合物理治療、運動治療診所、運動傷害及意外傷害復健醫院的「伊甸復健醫院」。這間醫院同時也提供醫師、醫護專業人員及體育教師在職進修課程，譬如運動物理治療或肌筋膜治療等課程。

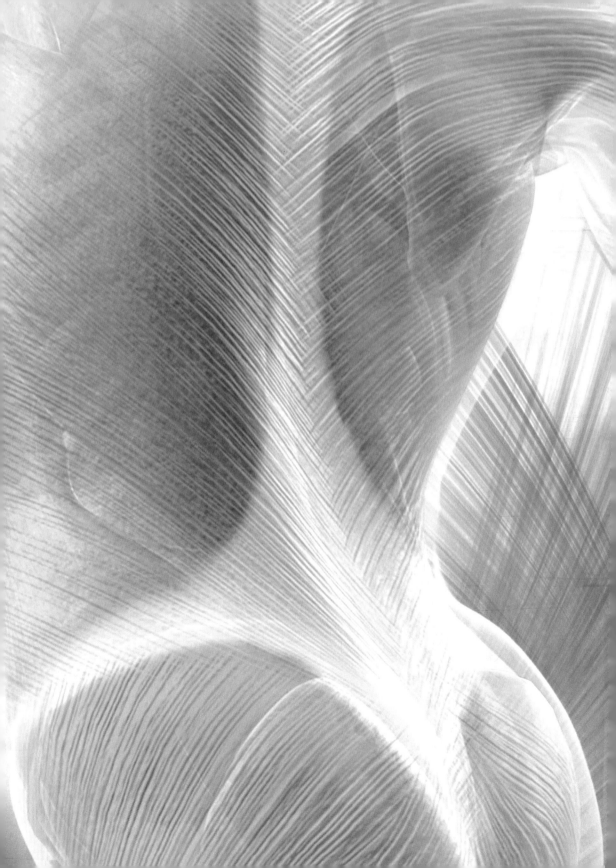

導論

為什麼要訓練肌筋膜？

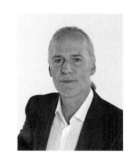

肌筋膜（Faszien）非常令人著迷。又被稱為結締組織，是遍布在人體全身的結構成分，包覆著器官、形成結構，並提供身體支撐功能。肌筋膜與其特性的魅力讓我從治療人員變成了科學研究者，因為我想深究它在人體動作中扮演的角色，並探討其對身心健康的影響。現在我已經知道，為肌筋膜功能「按讚」永遠都不嫌多。而且，你我在運動的時候以及日常生活當中，應當多多留意肌筋膜。

這代表著，我在本書將幫助你瞭解肌筋膜。雖然醫師、教練及物理治療師們早就知道肌筋膜的存在與功能，但長久以來這都是邊緣議題，並未受到重視。因為不論是採用手術方式解決長期背痛，或以物理治療減緩疼痛與肌肉緊繃，或是當運動員經過長期訓練卻表現停滯時，所有的治療焦點都放在肌肉、神經、骨骼、肌力以及身體的協調性。肌筋膜並沒有被當成獨立器官。但是近年來已經出現了大幅變化：肌筋膜已非昔日吳下阿蒙！

近年來已經累積了一些關於結締組織的知識，或推翻從前的說法，或甚至引發了「典範轉移」，例如：目前比較不傾向將扭傷視為肌肉組織受傷，而是認為扭傷主要是因為包覆在肌肉外層的肌筋膜出了狀況。或者認為：背痛並非來自脊椎或椎間盤受傷，而在於肌筋膜受損。大多數的運動傷害不是肌肉問題，而是肌筋膜受傷。目前，肌筋膜被當作人體最重要的感覺器官之一，甚至能夠釋放訊息

傳至掌管意識的腦部。肌筋膜裡的感應器決定著身體的動作。一旦缺少了這些感應器，人類就無法控制自己的動作。相關新知多得不勝枚舉，而且幾乎每天都還會有一些新見解從世界各地蜂擁而至。

　　其中多半是醫學或生物學研究結果，但也有物理治療師與其他實務工作者的案例報告。在踏進科學研究之前，我個人一直從事運動傷害的身體治療。因此，理論與實務的結合對我而言十分重要。我們的「肌筋膜健身協會」（Fascial Fitness Association）業已將研究結果發展成肌筋膜訓練課程，並從 2009 年開始

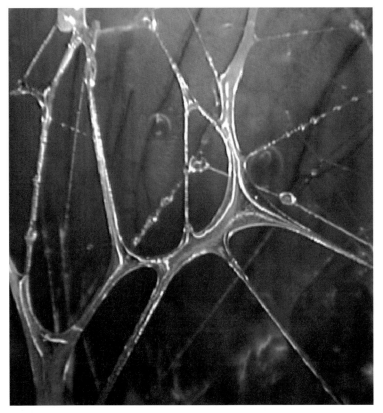

肌筋膜就像是隱形的網絡。法國外科醫師鞏伯圖博士（J. C. Guimberteau）透過顯微攝影捕捉到難得一見的肌筋膜網狀結構。

專注於透過訓練刺激、強化及照顧肌筋膜。目前我們已經建立起肌筋膜研究團隊、運動科學研究者以及動作治療師之間的聯絡網，並在世界各地推行肌筋膜訓練，不斷發展新的訓練內容。

當然，坊間充斥著數以百計的運動訓練書，清一色都強調並且承諾能夠增加肌力、強化體能表現、提升耐力與身體靈活度、促進健康，並且能雕塑身材更顯美麗。若有人問：「我們到底還該做些什麼？」我可以理解。同樣的，我也明白為何有人提出疑問：「我很適應現在的運動方法，為什麼要換？」運動員都瞭解，多未必好。重點在於做正確的訓練。肌筋膜訓練能夠彌補運動成果的小缺口。目標導向的肌筋膜訓練能夠極致運動表現、提升新能力，並且完全消除日常生活中的疼痛與僵直感。而且，肌筋膜訓練毫無疑問可以與個人熟悉的運動練習搭配在一起。也就是說：肌筋膜訓練並非取而代之，反而是截長補短，增加個人運動訓練當中長期缺乏的元素。因為數十年來的體育教學及訓練課程皆強調肌力、耐力與協調性，訓練目標則聚焦於肌肉、循環及神經元調控，卻完全忽略了肌筋膜。

許多訓練雖然強調它們也會訓練肌筋膜。但可能比重過少，成效往往不彰。肌筋膜需要專屬的刺激與特定動作。一般制式訓練內容通常不會加入肌筋膜的專屬刺激，或僅蜻蜓點水般隨機出現，缺乏固定的訓練量。打個比方，馬拉松訓練也會訓練到肌肉，但絕對不足以去參加舉重比賽，因為跑者並未增加舉重所需之特定肌肉量。目標導向的訓練才是完美提升運動表現的關鍵。

如今我們已經明瞭：對於肌肉功能及身體最佳協調性而言，肌筋膜的意義重大。但是肌筋膜需要特別的刺激。長久以來，運動訓練的概念業已歷經多次革新。最早期的訓練概念專注於鍛鍊單一肌肉，而後則聚焦於鍛鍊肌肉群與功能性動作流程。目前最新的運動概念是：訓練必須包括整個「肌筋膜網絡」與「肌筋膜線」。因為肌筋膜的狀況不僅會影響傷勢輕重與痊癒情況，更與訓練及賽程結束後的細胞更新有關。肌筋膜甚至還操控其他決定大權。請容我用本書慢慢為你道來。

　　肌筋膜訓練能夠促使個人的運動訓練臻於完善。並不需要額外大量的訓練，或者徹底顛覆自己。我們建議的練習能夠毫無問題地納入既有訓練中，還能順便維護與照顧體內的肌筋膜網絡。每個人都應該活化肌筋膜、促進其再生更新，並維持其柔軟度與生命力，以便讓肌肉得到更好的訓練、讓動作變得優雅流暢、提升肌肉阻力。肌筋膜訓練的優點在於：能夠提高肌腱及韌帶的負荷力、預防髖關節及椎間盤因摩擦所引起的疼痛、保護肌肉不受傷，並進行體型雕塑。肌筋膜訓練能讓人維持年輕緊緻的好身材，這一點在熟齡人生階段裡更顯重要。

　　令我們訝異的是，肌筋膜訓練十分輕鬆！**一週只需花兩次 10 分鐘的時間便足夠**。不需要特殊的服裝或器材。整項訓練完全不複雜、可以應用於日常生活，而且適合所有年齡層與訓練級數。肌筋膜訓練不僅有利於運動，對於日常生活也有顯而易見的幫助，例如：

- 讓肌肉工作更加有效率。
- 縮短細胞更新時間，讓人較快恢復體力，以便進行下一輪的訓練與挑戰。
- 提升體能表現。
- 改善動作與協調性。
- 動作變得更優雅流暢，不會卡卡。
- 姿勢與身形變得更年輕緊緻。
- 狀況良好的肌筋膜能長期保護身體，免於受傷與疼痛。
- 訓練有變化，樂趣多多。
- 肌筋膜訓練能讓人有回春及身手矯健的感覺。

　　除此之外，可以針對不同的肌筋膜類型與問題部位，將訓練內容稍做變化。從老化觀點而言，每個人都會變老，規律的肌筋膜訓練益顯重要。**肌筋膜的年齡，就是我們的真正年齡！肌筋膜健康，身材「不走鐘」！**正確的肌筋膜訓練能讓人一輩子永保青春窈窕。希望常保年輕或恢復青春樣貌嗎？請正確照顧自己的

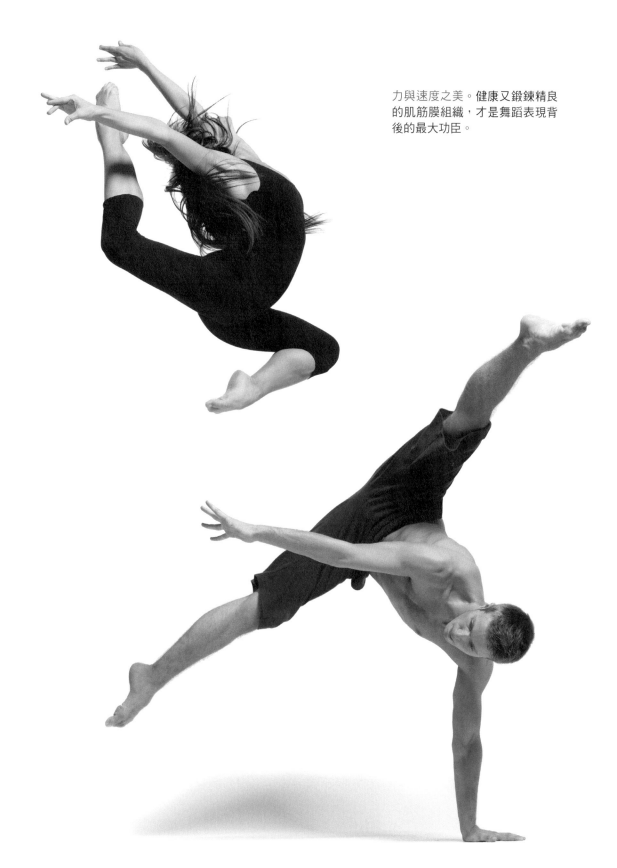

力與速度之美。健康又鍛鍊精良的肌筋膜組織，才是舞蹈表現背後的最大功臣。

肌筋膜。除了在日常生活上的變化之外，肌筋膜訓練還具有其他效果。一些常見的小毛病，像是背痛、肩肘關節問題、頸椎疼痛、肌肉僵硬、頭痛或是腳後跟骨刺等足部問題，經常積年累月地如影隨形，也許會惡化成大麻煩。醫學研究越來越明瞭：肌筋膜在上述病症方面扮演著重要角色。甚至如果肩膀出現疼痛及僵硬感，亦即出現所謂的「五十肩」病徵，真正的原因其實是肌筋膜損傷。透過肌筋膜治療與訓練，即可減緩或治癒五十肩。

一起來探索全新的肌筋膜世界

同時擔任身體治療師、人類生物學研究人員以及教師工作的我，不論是在做科學研究的時候，還是在教導醫師、物理治療師、羅夫按摩治療師（Rolfer）與骨療師專業訓練與在職進修課程的時候，都會從不同角度去審視肌筋膜議題。不僅如此，自己每天都能體驗肌筋膜的「神」跡，例如：早晨伸伸懶腰，高高興興地起床。光著腳去慢跑，覺察自己的身體，並調整心情來適應新的一天。上班時，如果需要久坐，我偶爾會動一動，改變一下僵硬的姿勢。辛苦工作了一整天之後，則到公園邊的攀爬架上活動活動筋骨、伸展全身關節。鄰居和附近的小孩子們老是看見一個六十歲的傢伙在那裡盪來盪去，覺得超搞笑。但是如果我不曾好好照顧自己的身體，尤其如果從來都不重視鍛鍊自己的肌筋膜系統，那麼我認為我可能根本無法負荷目前在研究、教學與著作三方面的沉重工作量。

透過這本書，希望你能和我一樣學會覺察自己的身體。因此我邀你相偕去探索這個長久以來一直隱居在你我身上的構造。這趟旅行首先會尋找軌跡，接著會穿越風景單調的小路，也就是本書前兩章的理論基礎與解剖生理學細節。你想弄清楚什麼是肌筋膜訓練嗎？那麼，必須先掌握這些理論內容。肌筋膜訓練原則完全取決於其特性，這一點與肌肉及肌力訓練大相逕庭。我認為，運動員、教練以及體育老師一定會對這個議題感到興趣，本書將有助於提升大家的專業知能。你希望自己健健康康、行動自如嗎？肌筋膜訓練對每個人都有幫助！或許，年齡

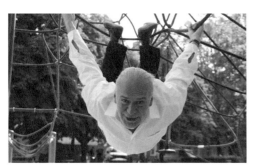
我在慕尼黑住家附近的公園裡運動。辛苦工作了一整天之後，舒展筋骨最能提神！

漸長或者久為疼痛所苦的你，正在尋找既簡單又適合自己的運動方式與相關資訊？還是你向來「四體不勤」，卻正打算慢慢開始運動？本書將提供你肌筋膜健康操、飲食及健康生活型態等實際建議！

讓我們一起來探索這個全新的肌筋膜世界吧！旅途中或許會出現一些很新穎的資訊，完全不同於一般耳熟能詳的訓練方法或物理治療的專家說法。但是，建議你在卯起來做練習之前，務必先瞭解肌筋膜的特色與功能。唯有如此，才能最大化訓練效果，並學習重新看待自己的日常生活。

重要的是：肌筋膜訓練充滿樂趣！你將體會到，我們的肌筋膜健康操事實上非常強調感官的愉快感覺。出發吧！讓我們一起去探索自己身體與動作的嶄新樂趣！

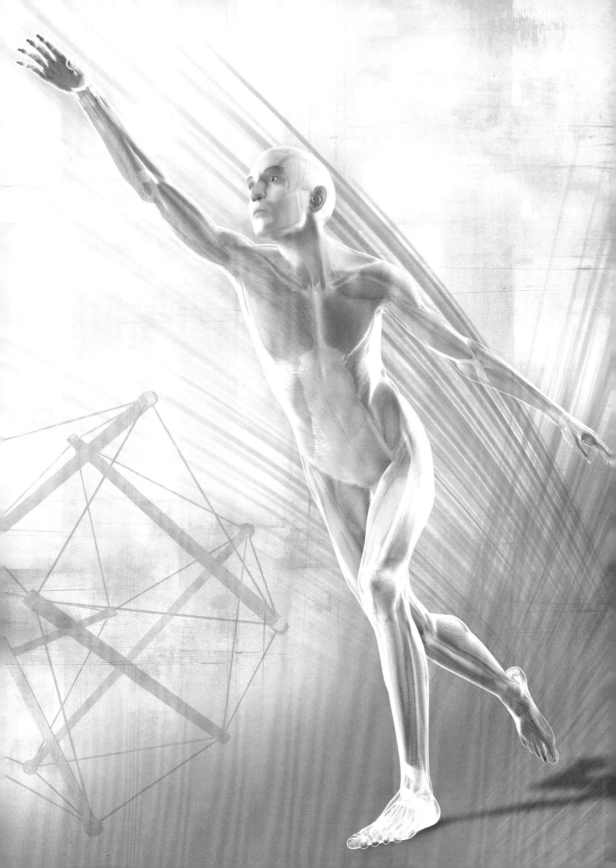

第 1 章

什麼是肌筋膜
與結締組織？

做訓練之前，大家應該充分瞭解肌筋膜與結締組織對於身體的意義。結締組織的風貌多元得驚人，而且功能貫乎全身。因此，本章將概述肌筋膜的種類與特點。你將發現，肌筋膜組織雖然種類不同，但其基本功能卻幾乎完全一致。不僅如此，結締組織在肢體軀幹上串聯成網，甚至把許多器官都緊密聯結在一起。本書第 3 章整理出全套的肌筋膜健康操訓練動作。我和同事們將這套健康操獻給大家，它將肌筋膜特性分別落實在不同的訓練動作當中。更重要的是：我們的疼痛感、功能的受損與罹病類別，也與個人的肌筋膜狀況息息相關。而且，肌筋膜組織也會隨著年齡增長有所變化，甚至會對心理健康產生影響。因此，本書會先概略介紹一下肌筋膜科學。

你想要獲得最棒的肌筋膜訓練結果嗎？那麼，請絕對不要忽略本章的內容。或許你只想匆匆略過理論篇，直接閱讀第 3 章。那麼，建議你在空檔時最好再回頭閱讀。如此不僅有助於提升訓練效果，或許還能讓你對自己的日常生活產生新的體悟。

讓肌筋膜變年輕！

愛吃肉的人應該都知道，肉裡面有「筋」。也許你曾經拿在手上，甚至在廚

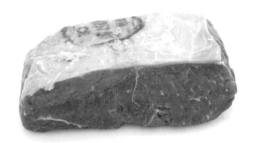

一塊典型的腰里肌肉，帶有脂肪與大理石紋路細緻的
肌筋膜組織。上方整層的白色組織，就是背部肌筋膜。

房裡處理過肉。肌筋膜組織就像大理石紋路般貫穿肌肉，就是包覆在肌肉上面的那一層白色薄膜。肉販、廚師或家庭主婦們通常會切掉肉裡面的筋，以及這一層層白色的組織。只有在烹煮某些特定菜色的時候，偶爾會留下這層東西，因為它能增添香氣與油脂。例如想弄一道油亮香酥的紅燒肉，就必須選用豬五花食材，因為它上面有一層厚厚的肌筋膜與油脂。準備傳統烤牛肉料理的時候，就得選用圖片當中的腰里肌肉，它通常都連著許多背部肌筋膜組織。為了傳統烤牛肉這道菜，就必須切成這樣。如圖所示，這些「筋」就是肌筋膜。只不過，還有其他種類的肌筋膜。

多功能的基本成分

肌筋膜的主要成分來自生命體最基本的元素，也就是蛋白質與水分。它的功能取決於所在部位與更細部之組成成分。肌筋膜的功能與結構種類五花八門，常讓外行人摸不著頭緒。幾年前，就連專家的看法都不統一。當然，醫師、生理學與解剖學家都很清楚：大肌筋膜層、肌腱、韌帶、包覆腎臟或心臟的堅韌器官外膜、肌肉束表層薄膜以及關節囊的組成成分完全相同。而且疏鬆的皮下脂肪組織、填充在腹腔各器官之間的腹腔網膜，甚至軟骨與脂肪組織的基本結構與功能原則也都同出一轍。研究證實，真的是如此！人體內全數結締組織的結構成分完

全相同，它們是一些或緊密或鬆散連結在一起的纖維。但是，纖維組織內的含水量並不固定。因此，由纖維串連起來的網絡可能具備極佳的伸縮力，又或者很厚實，不易被撕裂，或者顯得既鬆散又柔軟。肌筋膜的基本組成成分至少包括：膠原蛋白、彈力蛋白與液狀基底質。

在 2007 年第一次「世界肌筋膜研究大會」上，我與其他主辦人共同決議重新定義這個專有名詞。以「肌筋膜」（Faszien / Fascia）來統稱動作器官的結締組織與包覆器官的堅韌外膜。除此之外，我們也強調結締組織功能的整體性。從 1960 年代開始，醫師、生理學家、骨科醫師及解剖學家陸續提出了肌筋膜論點，但也有來自物理治療師、按摩人員、行動治療師與另類療法派別的看法。2007 年的盛會統整了這些觀點，並做出結論。

目前世界各地的肌筋膜研究皆視肌筋膜為獨立器官，是貫穿全身的系統，不僅負責一般工作，而且還執行非常特殊的任務。「肌筋膜」就是「結締組織」，兩者可被視為同義詞。本書延用這項觀點。但是，部分醫學研究專家及解剖學學者並不同意這種看法。醫學界認為「結締組織」同時包括血液、骨骼及其他組織，而「肌筋膜」僅止於某特定部分之肌肉結締組織。我們支持新的肌筋膜定義，因此將口語中常用的「結締組織」認定為是「肌筋膜」。

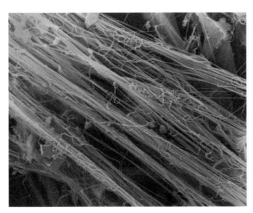

電子顯微鏡下的膠原蛋白纖維

肌筋膜的組成成分

● 膠原蛋白

膠原蛋白是肌筋膜的組成成分之一，角色舉足輕重。膠原蛋白是堅韌的纖維，乃人類及所有脊椎動物體的支架，架構起身體的形狀，因此又被稱為「結構蛋白」。膠原蛋白占人體內總蛋白質數量的百分之三十，是最

常見的蛋白質，真正的基本組成成分。它甚至也是骨骼最初的結構來源，例如：胚胎在母體內先形成膠原蛋白，然後將鈣等礦物質成分堆積其上。就這樣，柔軟的纖維逐漸發展成為堅硬的骨骼。

　　膠原蛋白共有 28 種不同的種類。其中 4 種最為常見，皆稍具彈性，卻極其堅韌，其抗拉強度甚至超過鋼鐵。這些機械性特點十分有趣！

● 彈力蛋白

　　彈力蛋白是肌筋膜的第二種結構蛋白。誠如其名，已指出其最重要的特色：彈力蛋白具有彈性，如同橡皮圈一般，能夠延展而且恢復原狀。拉開時，可達兩倍以上的長度。若不堪拉力負荷，最終將斷裂。

　　對於必須改變形狀的器官而言，彈性這個特質顯得相當重要。以膀胱為例，膀胱必須輪流漲滿及排空，因此需要能夠伸縮。膀胱肌的組成成分裡面含有很高比率的彈力蛋白，因此可以像皮球一般伸縮。另外，皮膚也必須牽動收縮，因此也含有彈力蛋白成分。

● 結締組織細胞

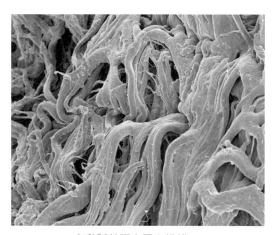

主動脈的彈力蛋白纖維

　　一種原本是結締組織細胞的「纖維母細胞」，負責在肌筋膜裡面分泌膠原蛋白與彈力蛋白這兩種纖維蛋白。纖維母細胞分布在纖維基質內，發展肌筋膜組織。只有纖維母細胞能夠生成結締組織的纖維，而且剛好符合該器官所需之結締組織數量。纖維母細胞的產能，會受到外在負荷或正面協助的影響。鍛鍊多、肌力發

展好，纖維母細胞就會生成較多的纖維，以便協助人體增加肌肉。結締組織細胞會定期更新結締組織。不過，這個更新的過程非常緩慢，更換全身一半的結締組織大約需要半年的時間。除了分泌必要的結構蛋白之外，結締組織細胞還會分泌酵素與訊息素，以利纖維母細胞之間以及纖維母細胞與其他細胞之間互通有無。透過訊息素，亦可影響免疫系統。專家們將這些液體、漂浮其中的淋巴細胞、免疫細胞與其他成分統稱為「基底質」。

● 基質

結締組織細胞與纖維都被液體及漂浮其中的其他成分包圍住。這些纖維與基底質加在一起，被稱為「基質」（Matrix）。液狀基底質由水分、連結水分的糖分子、其他成分與細胞所組成。在結締組織細胞以及整個器官的養分供給方面，基質扮演著重要的角色。本書將再詳述這個議題，並深入談論與肌筋膜議題相關的科學新知。目前大家只需要瞭解：結締組織基質可能含有免疫細胞、淋巴細胞，或者脂肪細胞、神經末稍及血管。隨著結締組織種類的不同，組成成分的比率各有差異。而且，各種結締組織內的含水量也不相同。

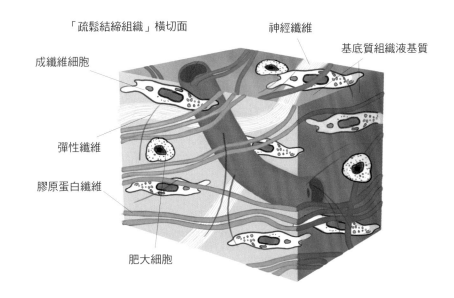

「疏鬆結締組織」橫切面　　神經纖維　　基底質組織液基質

成纖維細胞

彈性纖維

膠原蛋白纖維

肥大細胞

　　水分是細胞新陳代謝的重要介質。因此，有一些肌筋膜療法希望能夠改善肌筋膜含水量與液體交換狀況。稍後再談這個議題。與含水量息息相關的就是玻尿酸。它是介質當中非常重要的成分。從化學觀點而言，玻尿酸是一種糖分子。結締組織細胞不僅能生成纖維，也負責分泌玻尿酸。雖然玻尿酸流動力佳，卻稍顯黏稠，因此會在膝蓋、肩膀或髖關節部位形成關節潤滑液。有鑑於玻尿酸優異的儲水功能，它在調控疏鬆結締組織的含水量方面也扮演著重要的角色。特別是在椎間盤部位，也會出現多量的玻尿酸。另外，玻尿酸也分布在皮膚膠原蛋白纖維與彈力蛋白纖維之間，有助於緊緻臉部肌膚並減少細紋。因此，化妝保養品工業極其鍾愛這個成分。許多保養品當中都含有玻尿酸成分。醫學美容診所甚至會為客人注射玻尿酸，進行豐唇等服務。

結締組織的種類與功能

　　結締組織近年來成為「當紅炸子雞」，這種發展雖然讓人驚訝，卻十分符合它的種類與功能特色。結締組織可分為下列六大類：

🔹 疏鬆結締組織

　　這類結締組織內含有相對多的基底質與液體，但也包括膠原蛋白纖維與彈力蛋白纖維等結締組織細胞。它們彼此串連，就像一張柔軟又張得很大的網子。疏鬆的結締組織在腹部填充著器官與器官當中的空隙，以便保護、填充以及穩定支撐器官。其他重要的功能則包括：負責內臟器官的新陳代謝與養分輸送。疏鬆結締組織墊在皮膚下層，提供毛髮、腺體、汗腺、血管、神經末端及感應器容身之處，並且保護它們不受到來自外力擠壓、碰觸、動作或溫度等之直接影響。疏鬆結締組織的特點在於：它含有大量的免疫細胞與淋巴細胞。而且疏鬆結締組織就像皮膚一樣，裡面容納著許多末梢神經、動作感應器、腺體及其他細胞。疏鬆結締組織的數量位居人體結締組織之冠。

彈性結締組織

彈性結締組織裡的彈力蛋白含量比率較高。這類結締組織常見於經常需要收縮的器官，例如膀胱、膽囊、主動脈、肺部以及皮下組織。

緻密結締組織

緻密結締組織當中的膠原蛋白比率非常高，負責形成肌腱、韌帶、腎臟或者心臟器官堅韌的外膜，以及環繞肌肉表面的筋膜薄層。基於解剖學與生理學因素，在經常出現強大拉力的身體部位裡面，皆可見到緻密結締組織的蹤影。其纖維平行排列成束，藉此得以承受強大拉力。

不規則結締組織

不規則結締組織當中含有大量的膠原蛋白纖維，尤其是很厚的膠原蛋白纖維束。相對的，這類結締組織僅含有少量的基底質，彈力纖維數量更是孤掌難鳴。不

葡萄柚原則：想要有「形」得靠肌筋膜！

貫穿全身的肌筋膜，有些位於皮膚表層，有些則在深層。有些肌筋膜包覆著器官。但肌筋膜究竟如何塑造體形呢？托馬斯・邁爾斯（Thomas Myers）以葡萄柚內部結構特徵來解釋肌筋膜的形塑功能。撥開葡萄柚，會看見白色的內果皮包覆著一瓣一瓣的葡萄柚果肉，然後是白色堅韌的中果皮，最外層則是葡萄柚外皮。剔除所有的葡萄柚果肉之後，只會剩下白色組織。藉此即可模擬葡萄柚果實裡面的結構原貌。

同樣的，透過人體肌筋膜結構特徵即可模擬身形。模擬時並不需要肌肉與骨骼系統資料。因為體形只取決於肌筋膜構造特點，與骨骼結構並無關連。

規則結締組織見於腦膜與真皮層，能夠延展並承受拉力。其纖維順著不同的受力方向排列，多半是相互交叉，拉力方向並不一致，專家因此將之稱為「多方向的」結締組織。其特徵在於：纖維當中的結締細胞都被壓得很扁，而且液體量極少。

➤ 網狀結締組織

網狀結締組織主要是由非常細的膠原蛋白纖維組成。常見於脾臟、淋巴結、胸腺以及新近痊癒的疤痕裡。

➤ 特化結締組織

脂肪組織、軟骨以及臍帶的膠質狀成分都屬於結締組織。但是，脂肪組織的基底質與膠原蛋白成分比率非常低。脂肪細胞是經過特殊分化的細胞，不僅能夠儲存脂肪，也能夠儲存水分。脂肪細胞外面包覆著彈性蛋白纖維。它們在人體內執行許多功能，例如儲存能量、隔離低溫、分泌荷爾蒙與信息素，也參與新陳代謝、填充膝關節與足跟等關節、包覆填充在腎臟四周，並且負責形塑大腿、臀部及女性胸部形狀。

結締組織的相關數字與事實

- 人體內結締組織的總長度約為 18 至 23 公里。
- 結締組織內的水分約占全身水分含量的四分之一。
- 結締組織負責提供細胞與器官養分。
- 結締組織對外力會產生反應，並加以適應。
- 結締組織一直在更新，只是速度緩慢。全身膠原蛋白纖維的汰舊換新工程大概需要兩年的時間。
- 隨著年齡增加，不僅結締組織裡的含水量會日漸減少，膠原蛋白纖維也越來越打結。

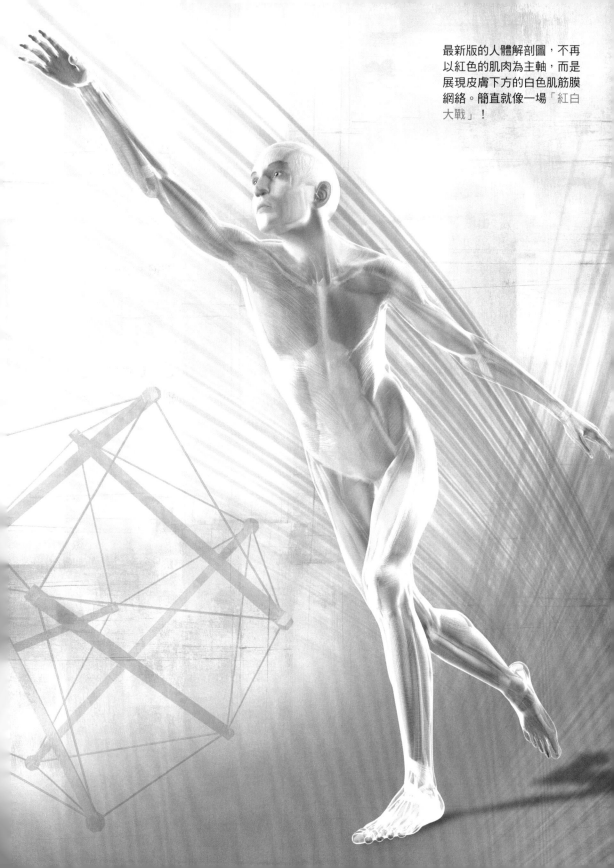

最新版的人體解剖圖，不再
以紅色的肌肉為主軸，而是
展現皮膚下方的白色肌筋膜
網絡。簡直就像一場「紅白
大戰」！

全新的人體結構圖

目前活躍於國際肌筋膜研究的解剖學家們，例如帕度瓦大學的卡拉·史德柯（Carla Stecco）等人正從肌筋膜特定觀點著手，繪製嶄新的人體結構圖。這張人體結構圖呈現出全身的肌筋膜網絡與肌筋膜所在部位。位於皮下組織的肌筋膜彷彿一件緊身潛水服，顯得格外「貼身」！

肌筋膜的 4 大基本功能

肌筋膜的種類乍看之下有些混亂。但其實不難發現，它具備 4 大基本功能，包括：

- **形塑**：包覆、填充、保護、支撐以及賦予結構形狀。
- **動作**：傳送並儲存肌肉的力量、抗衡阻力與伸展。
- **供應**：新陳代謝、液體運送、供應養分。
- **傳遞**：刺激與訊息的接收與繼續傳送。

我們認為這是 4 種連貫的功能，因為它們實際上總是相偕出現、彼此互補或互相牽制。因此，本書以圓形圖來呈現肌筋膜的 4 大功能。大家會常常看見這個象徵圖形。

不管是哪一種類型，也不管它所在的器官或部位，肌筋膜擁有完全一致的基本功能。只不過，各自重點不

同。例如：含水量較高的肌肉筋膜可能執掌較多的供應功能。相反的，另一些含水量極低的肌筋膜，例如肌腱等，實際上就完全不負責供應功能。但是，所有的肌筋膜都與動作及訊號傳輸有關，因為每一種肌筋膜內都含有接受器與感應器。

　　形塑與動作功能則純粹來自於肌筋膜的機械性特質。肌筋膜組織在人體內達成機械性與靜態兩大目的。它們負責結構、體型、肌肉張力、肢體動作、支撐、保護、覆蓋或填充。中古世紀的解剖學家們早就已經明瞭這些功能。但長期以來都認為這些屬於肌肉與骨骼功能。從前，肌筋膜僅僅被當作沒有生命而且被動的

具有連貫性的 4 大面向。亦即肌筋膜的 4 大基本功能。肌筋膜在人體內執行此 4 項功能。

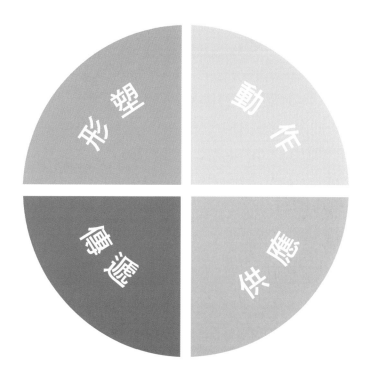

人體部分，就像毛髮與指甲一般。

目前科學已經釐清，關於肌筋膜的事實並非如此！因為肌筋膜已被證實具有供應與傳遞兩大功能，而這是兩項有機體的生理功能。肌筋膜組織環繞在器官周圍，與體內新陳代謝作用、動作、器官運作的內在感知，以及訊息的傳導息息相關。扮演著重要的角色。

順便一提。最早在 19 世紀末，科學家就已經開始思考肌筋膜的生理功能。但一直到 1960 年代才開始做系統性研究。從當時一直到現在，對於結締組織的科學觀點出現了劇烈的變化。從前，科學認為結締組織不具有生命，僅僅負責填充與支撐功能。但是最新的科學研究證明：結締組織是獨立的器官，甚至是人體內不可或缺的感覺器官。

對於位在器官周圍以及皮膚下方的肌筋膜而言，這些生理功能顯得特別重要。它們協助細胞與器官完成新陳代謝。淋巴、血管、神經與許多免疫細胞都會通過結締組織，並進行水分與養分的交換。當今生理學家將新陳代謝功能視為肌筋膜最核心的重要任務。而且科學家認為：皮膚下方的疏鬆肌筋膜如同遍布全身的「情報網」，負責訊息傳遞的功能，一旦供應路線受阻受傷，結締組織傳遞出訊號，進而會在全身出現反應或壓力反應。

我們將繼續深入探訪肌筋膜的科學世界。第 2 章的主題在於肌筋膜訓練的 4 大面向，屆時將再提及此 4 項基本功能。

深度外科手術傷口

麻醉科主治醫師韋勒・克林樂（Werner Klingler）是我在沃姆大學的同事。他幾乎每天都待在高科技設備的手術室裡，因他做內視鏡手術時必須利用光學內視鏡及顯示螢幕等先進設備。克林樂醫師知道，老一輩的外科醫師都是「大刀闊斧」相當果斷。例如：盲腸或膽囊手術時，為了打開腹腔看見器官，都會在患者肚子上劃下又深又長的一刀。這時候，可能先把填充在器官附近的肌筋膜移至一

旁，或者先剪斷或切除。這是情非
得已的做法，因為必須露出術部才
能方便醫師動手術。填充在器官附
近的肌筋膜毫不顯眼，根本不被重
視。露出術部器官、完成手術，然
後進行腹壁縫合。外科醫師通常都
對自己的縫合技術感到特別驕傲。
但是，外科手術必須付出代價。因
為手術破壞了腹腔裡面脆弱的組
織，而且手術會產生疤痕，甚至

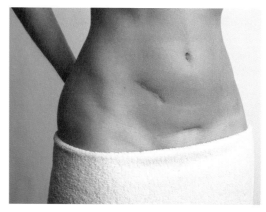

如今人們會盡量避免在腹部留下過於明顯的疤痕。

造成沾黏。這些狀況會對手術部位與該部位的養分供應形成長期負面的影響。從
前，這件事情完全找不到解決的方法。

　　隨著醫事科技的進步，醫學研究這才慢慢瞭解：為了患者著想，必須盡量
縮小傷口並且盡可能降低腹腔內的傷害程度。傷口小，患者承受的疼痛就少、傷
口癒合速度也比較快，而且還能降低後續傷害與影響。很明顯的，這就是目前被
稱為「鑰匙孔手術」的新方法。透過小型攝影機、影像工具、微型外科器械，在
患者身體上開幾個小孔即可。也就是所謂的「微創手術」。這類手術切口極小，
而且只針對患部組織。許多研究已經證實：被切開的肌筋膜越少、形成的疤痕越
小，越有助於傷口癒合，並降低患者疼痛感，有助於迅速恢復健康。

　　但這些並不是外科醫學的終極目標。微創手術只在皮膚上留下小疤，對於外貌
的影響並不大。這一點的確非常吸引人，因為沒有人願意在自己的肚子上留下一條
長長的傷疤。但是目前的手術方式卻為了隱藏傷口，只好選擇延長微創切口與患部
之間的距離。為了抵達術部器官，新式腹腔鏡手術所切開的肌筋膜數量可能變得比
以前更多，甚至超過傳統的外科腹腔手術。盡可能隱藏開刀切口的做法，導致開刀
路徑甚至比從前更長，這會帶來不必要的傷害。因為，這樣的手術方式會切斷一整
片很長的肌筋膜層，並且造成貫穿結締組織的水平切面傷口。相對而言，傳統手術

肌肉與肌筋膜隸屬同一個「工作團隊」！

　　數以千計、被捆成一束一束的肌肉纖維聚集在一起，形成肌束。肌束外面包覆著薄薄的肌筋膜。肌束聚集在一起，形成肌肉。肌肉外面又包覆著一層肌肉肌筋膜，負責維持肌肉形狀。在這層平滑的肌肉肌筋膜下方，另有一層比較柔軟的結締組織，它讓肌肉纖維能夠鬆散地連接在最外層的肌肉肌筋膜壁上。

肌肉纖維： 數以千計的纖維狀結構一起組成肌肉。

肌外膜： 肌肉最外面的一層肌筋膜，負責維持肌肉的形狀。

肌束： 數以千計的肌肉纖維在一起，形成肌束。

肌束膜： 乃包覆肌束的結締組織。

肌內膜： 每一小條肌肉纖維外面都包覆著這層相當薄的結締組織膜。

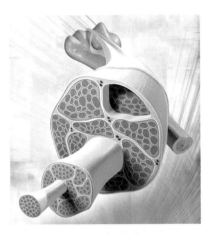

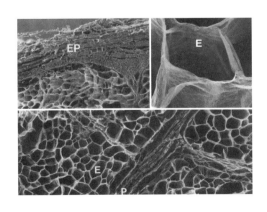

圖中顯示顯微鏡下的肌肉結締組織膜。日本研究人員利用氫氧化鈉溶劑溶解掉紅色的肌肉組織，只留下蜂巢狀的白色肌筋膜組織。

左上圖為肌外膜，右上圖則是包覆單條肌肉纖維的肌內膜。下圖為肌肉內部橫剖面。肌內膜（E）與肌束膜（P）為數眾多。尤其可以看見好幾條壁壘分明的肌束膜。

垂直下刀，傷口僅在垂直面上。如此看來，新式的微創手術並非萬無一失。透過上述內容，大家一定更加瞭解，為什麼我們主張手術時必須盡可能降低對於肌筋膜組織的傷害。究竟怎麼做才是最好的處理方式呢？目前尚無定案。

最佳表現：運動器官的肌筋膜

在機械與生理功能方面，運動器官的結締組織表現最佳。我們的動作主要取決於肌筋膜。每塊肌肉、每條纖維束，甚至每條纖維外面都包覆著薄薄的肌筋膜層，它們傳遞肌肉纖維的力量、協助肌肉纖維束能夠移動，並且順利達成任務。再者，每一塊肌肉都靠著肌腱分附在兩塊或多塊骨頭上。身為緻密肌筋膜的肌腱，則負責將力量傳遞至骨骼部位。因此，肌腱與腱鞘兩者都屬於肌肉的肌筋膜結構。除此之外，肌筋膜與肌肉的延伸線很長，它們把許多軀幹部位串連在一起，例如：背部肌筋膜與腹腰肌筋膜經過背部與身體兩側，將全身從頭到腳串連在一起。

■切除得一乾二淨

腹腔裡面毫不顯眼的支撐組織以及肌肉裡面的筋膜一直是「命運共同體」，因為它們數十年來完全不被重視。解剖學長久以來的關注焦點單單只侷限於：明顯奪目的紅色肌肉及其功能。在解剖台上，皮膚與肌肉上所有白色的結締組織會被切除得一乾二淨，只留下紅色的肌肉組織。解剖學只側重肌肉形態與功能的描

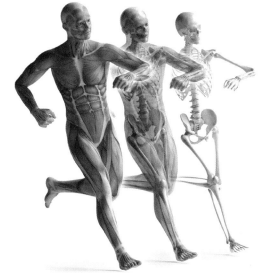

傳統的人類運動解剖圖單單只刻畫肌肉與骨骼，完全看不到結締組織。

述。當然，解剖學家都親眼看見而且確實知道：所有的肌肉外面都包覆著結締組織，而且有些結締組織與肌肉交叉相間生長在一起。但是，專家們只重視厚實的肌腱、韌帶以及串連肌肉與骨骼的扁平狀肌筋膜。這導致當代人體運動器官的解剖圖與研究基本上只呈現骨骼與肌肉。人體解剖圖上只見滿滿一大片的紅色肌肉群，屬於肌肉的結締組織卻幾乎完全不見蹤影。只有譬如背部肌筋膜等少數幾塊被視為分布中心的大型肌筋膜，才會出現在解剖圖上。甚至在知名的解剖學權威著作當中，對於結締組織的描述也僅止於寥寥數頁。

順便一提，骨骼上也有一層相當重要的結締組織，亦即所謂的「骨膜」。如同人體內部所有器官一般，骨骼上也有一層結締組織層。請想想葡萄柚的樣子，它的瓣膜完全包覆著果肉。肌腱通常不會直接連接在堅硬的骨骼上，而是附著在骨骼外膜，亦即醫學所謂的「骨膜」（Periost）處。

肌肉本身也有一些針對拉力而特別分化的彈性纖維。這些彈性纖維隸屬結構蛋白，負責掌管運動細胞的靈活程度。結構蛋白可分為「機動蛋白」（Aktin）與「肌聯蛋白」（Titin）兩大類。肌動蛋白存在於肌肉細胞的細胞壁上，能讓肌肉細胞動作靈活。肌聯蛋白則與肌肉纖維的收縮有關，它在肌肉收縮之後又會恢復原狀。肌聯蛋白和膠原蛋白及彈力蛋白一樣，都是結構蛋白，都是由結締組織材料所組成。因此這些肌肉纖維對內負責肌肉細胞的收縮作用，對外則負責形塑肌肉的形狀。

資訊中心：肌筋膜是感覺器官

不管肌筋膜層的位置是在肌肉裡還是環繞於外，也不管它是小巧細緻還是厚實，肌筋膜內一定都有神經與血管通過，負責供應肌肉所需。而且，肌筋膜裡面還有為數眾多的接受器，負責向肌肉傳遞訊息，或將來自肌肉的訊息繼續傳送至腦部。這些接受器分屬於不同的神經末梢類型，掌管將訊息繼續傳送到神經系統，並且負責通報肌肉的伸長、動作與位置，以及器官或身體部位的狀況。接受器可以分為下列四類：

●巴氏小體
●路氏小體
●高爾基氏接受器
●間質接受器

　　這四類接受器在醫學上都屬於「機械感受器」。亦即這些感受器能夠察覺動作、位置變化、壓力變化、碰觸或是伸力的變化。它們依照刺激與強度差異而有所分化。

　　巴氏小體：能夠察覺迅速的壓力變化、震動或壓力刺激。它需要刺激狀態的變化。如果刺激長時間維持一致，巴氏小體則無法反應。

　　路氏小體：是針對長時段、會出現變化及持續型的壓力刺激而特別分化的感受器。路氏小體特別能夠接收緩慢及持續加強的刺激，例如來自按摩或健身操緩慢伸拉運動的刺激。

　　高爾基氏接受器：只能覺察來自於肌肉動作的刺激。它存在於肌腱相鄰之處，一旦肌腱面對拉力，高爾基氏接受器便會降低肌肉張力。藉此保護肌腱，減少關節負擔。

　　間質接受器：與自律神經系統相連。自律神經系統主要負責不受意識控制的動作或作用，例如消化作用等。除了壓力刺激之外，間質接受器尚能接收疼痛與溫度的刺激，是最常見的接受器類型。

　　這四種接受器負責所謂的「本體感覺」（Proprioception），亦即個體對於自己空間位置及動作的感知。很久之前，科學家就已知道這類感受器存在，它們大多位於皮膚與關節較為深層的結締組織內。這聽起來合乎邏輯，因為皮膚是觸覺器官，必須承受很多種不同的壓力，而關節也需要經常活動。感覺訊息會傳送至腦部，而這些訊息傳輸點位於皮膚及關節處。關於這一點，生理學家及神經學家並不覺得訝異。

　　但是新的研究結果指出：肌肉肌筋膜與肌腱裡面，也有這些不斷向大腦傳遞

訊息的感覺接受器。令人驚訝的是：肌筋膜與肌腱的感覺接受器所傳遞的訊息數目，遠遠超過肌肉運動時運動神經元所傳遞之訊息數目。以坐骨神經為例：其中感覺神經元數目幾乎是運動神經元數目的三倍。如此看來，人類動作不僅在於產生肌肉反應，更與神經系統傳導有關。

　　生理學家近年來才瞭解：與肌肉相比，肌肉肌筋膜裡面存在著更多的末稍神經以及各式各樣的感覺接受器。在肌筋膜裡面，尤其有許多疼痛感覺接受器。疼痛感的源頭不在於肌肉，而主要來自於肌筋膜部位。稍後將再詳述。最新的研究發現認為，長期不明原因的背痛原因在於：患者背部深層肌筋膜裡面遍布著許多疼痛感覺接受器。

■連結神經系統

　　這項當代生理學的新發現完全顛覆了眾人對於結締組織的瞭解。目前，運動器官裡的肌筋膜被視為獨立的感覺器官。而且大腦不能沒有肌筋膜，因為它是人體內四通八達的情報系統。大腦十分仰賴由肌筋膜持續傳遞來的大量訊息。在站立等簡單基本動作時，我們需要感知自己身體的狀態。這種感知具有核心的重要意義。感覺系統對於人體動作歷程的感知，就像字面而言是身體的「第六感」，亦被稱為「深層敏感度」或「體覺」。

　　尤其是圍繞在器官附近的肌筋膜與結締組織，傳遞著我們對於身體的感知訊號。因為肌筋膜裡面含有末稍神經、接受器以及感覺器，能夠感知人體器官的位置、活動、動作、碰觸、壓力、伸力、拉力以及關節的活動情況。如此看來，肌筋膜乃屬於大腦與神經系統的一部分，掌管人體的動作。

　　另外很有趣的一點是肌筋膜感覺器與自律神經系統之間的連結。例如可藉此解釋，為什麼按摩或特殊的徒手療法能夠產生療效。這只能從自律神經系統來加以解釋。因為自律神經系統掌管著我們對於溫度、肌肉放鬆狀態、低血壓、心跳速度、肢體沉重感以及對於腸道蠕動的主觀感覺。上述身體感覺歷程皆受到自律神經系統調節。肌筋膜裡面的感受器，尤其是路氏小體及間質感受器，能夠接收

失去感覺的人：伊恩・瓦特曼

某些神經系統罕疾會剝奪患者的「本體感覺」。這類案例極少。患者肢體雖未麻痺，卻無法正確完成動作。喪失「第六感」之後，患者對於自己的動作及肢體空間位置都變得「完全無感」！

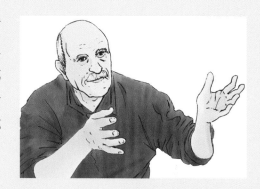

正常情況下，肌肉、肌腱、韌帶以及關節的動作訊息會透過神經系統傳送至腦部。下意識裡，大腦持續處理著這些訊息。受到這類罕病病毒感染之後，免疫系統失調，進而攻擊自體神經系統。上述神經傳導路線被徹底破壞之後，患者對自己的動作變得「無感」。有趣的是：患者仍然有痛覺，也能察覺冷熱溫度變化，就連運動神經元也都毫髮無傷。這表示：患者基本上還是有辦法控制自己的肌肉。但他們喪失了本體感覺，而這種感覺需要透過肌筋膜裡面的神經末稍傳導。患者因此變得無法獨自站立或行走，必須使用輪椅。這種疾病引起科學界的關注，因為它凸顯出：下意識裡，本體感覺管控動作的重要性。

英國人伊恩・瓦特曼（Ian Waterman）罹患了這種疾病。他向疾病挑戰，希望利用意志力來完成動作，也就是說：他必須利用意識去執行每一項動作。這需要視覺輔助與觀察。一旦關燈看不見，他就沒辦法觀察，馬上就會摔倒。他也就無法運用意識來掌控動作。這樣的做法超級吃力，但伊恩還是成功了。我有幸結識伊恩。他向病魔挑戰的勇氣真是令人敬佩。我們一般人連想都不用想（下意識！）就可以跑跑跳跳。但對他而言，走路就像參加馬拉松賽程，而且天天都得比賽。目前在這類患者當中，伊恩是唯一一位重新學會走路的人。真是「大師級」的成就！

英國廣播公司將伊恩的故事拍攝成紀錄片《失去身體的人》（The Man Who Lost His Body）。網路上還找得到。非常值得觀賞。

到徒手治療或按摩時所產生的力道。感受器將訊息傳遞至脊髓，進而改變肌肉張力或血管的張力狀況。多年以來，醫學與物理治療早已觀察到一些體內現象，卻無法精確掌握其原因及作用途徑（詳見第4章談的物理治療）。這些現象的隱藏版幕後推手，其實就是肌筋膜與肌筋膜傳送至神經系統與大腦的訊號。

肌筋膜的重要性

- 少了肌筋膜，肌肉不僅「一無是處」，也無法維持體形。缺少肌筋膜的肌肉，會像糖漿一般流散開來。
- 肌筋膜裡的感應器數目遠遠超過肌肉裡的感應器數目。
- 身體的動作、姿勢、張力、壓力及疼痛等訊息，會透過肌筋膜傳送至大腦及自律神經系統。
- 肌筋膜是人體內最大的感覺器官。其總面積甚至超過皮膚。
- 對身體感覺而言，肌筋膜是相當重要的器官。

肌筋膜科學

目前我們無法預測，全世界的肌筋膜研究將如何蓬勃發展，會找出哪些面向新知。但是有一點非常確定：肌筋膜研究改變了醫學對於許多疾病的看法！不僅如此，肌筋膜研究也為解剖學、運動科學、體育訓練科學、人體功能調節、疤痕的形成或傷口癒合現象、甚至大腦及心理健康議題開啟了嶄新的觀點。

當然，當代肌筋膜研究者並非完全從零開始。19世紀時，人們已經開始瞭解結締組織的功能。這個領域的開路先鋒們也有一些開拓性的重要發現。前輩級人物包括例如：知名教授亞弗雷特·皮辛格（Alfred Pischinger）、自然科學領域的生物化學博士伊達·羅夫（Ida P. Rolf）、來自實務界的物理治療師伊

皮辛格教授與「基礎調節系統理論」

奧地利醫學教授亞弗雷特·皮辛格（Alfred Pischinger, 1899-1983），專攻胚胎學及組織學，曾任教於格拉茲（Graz）及維也納大學。

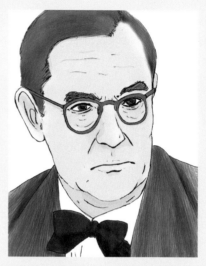

他提出人體系統論點，認為許多「次系統」連結著「主系統」。次系統之間，能夠傳遞並處理訊息。這使得系統具備自我調節功能。在人體系統裡，結締組織扮演著重要的角色，負責擔任調節血壓與免疫等中介者功能。皮辛格教授將之稱為「基礎調節」（Grundregulation）。這項理論考慮到器官之間的連結，乃屬「全面性」的醫學觀點。

如同單細胞生物在海洋環境中自在悠遊一般，人體細胞與其新陳代謝作用也需要友善的環境。環繞著細胞的，正是所謂的「基質」。透過基質，細胞才可能獲得養分、排除新陳代謝廢物，並交換生物訊息。細胞與基質之間存在著交互關係。而且，所有的細胞都必須仰賴基質協助。

皮辛格教授早於 1933 年就加入納粹黨，是納粹親衛隊的創建元老之一。之後，他曾擔任格拉茲大學校長。屬於納粹醫師團高層幹部，專門研究遺傳學。可惜的是，這段納粹往事對他的學術成就造成了負面影響。從二次戰後一直到 1983 年去世之前，他任教於維也納大學，在生理研究領域備受景仰。

莉莎白‧迪克（Elisabeth Dicke），或是不具任何正式醫學訓練背景的「整骨術」（Osteopathy）創始人安德魯泰勒‧史提（Andrew Taylor Still）。這些人都指出結締組織、身體動作與徒手治療的重要性。這些觀點目前都已經獲得了科學的證實。

■ 從身體治療師變成研究者

我個人對於肌筋膜的興趣首先來自於實務工作經驗。從 80 年代開始，我在慕尼黑經營羅夫按摩（Rolfing）診所。這份工作有趣到讓我放棄了自己的心理諮商證照，因為身體診療的吸引力更大。1988 年起，我愈發積極研究羅夫按摩背後所隱含的理論，甚至提出質疑。我認為羅夫按摩的某些信條並不明確，而且創始人伊達‧羅夫女士的想法已經無法滿足我的求知渴望。羅夫學派主張：肌筋膜就是堅韌的膠原蛋白纖維，負責構成身體支架。因此，羅夫按摩師的任務就是像捏塑黏土或口香糖一般，治療師用手捏塑患者的肌筋膜，使其形狀得以固定持續。但是，我的工作經驗心得卻和這項說法大相逕庭。身為治療師的我當然明白，徒手治療能夠改變患者的組織、肌肉狀態以及姿勢。如同羅夫按摩學派所言：治療時，使局部柔軟，未必需要強勁的按摩力道，手法流暢緩慢即可。

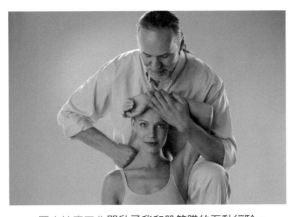

羅夫按摩工作開啟了我和肌筋膜的互動經驗。

這些現象應該還有其他的解釋方法。但是當時我無法同意「能量流」、「經絡」或「血氣不通」等說法。因為不想停留在經驗層次，所以希望能夠一窺自然科學觀點。羅夫按摩的創始人本

伊莉莎白·迪克與「結締組織按摩法」

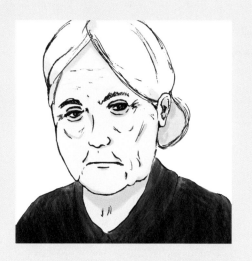

　　上世紀20年代，物理治療師伊莉莎白·迪克（Elisabeth Dicke, 1884–1952）在德國烏帕塔巴門（Wuppertal-Barmen）執業。1929年，她腳不舒服、血液循環變得很差，同時也出現腎絞痛及肝腫脹等症狀。她發現自己腹腔皮下的結締組織出現腫脹，於是開始為自己做局部按摩，同時也按摩離患部比較遠一點的背部及骨盆。自行按摩一段時間之後，竟然不藥而癒。

　　迪克女士與另一位女性物理治療師海德·泰瑞西─羅勃（Hede Teirich-Leube）於1938年一起發展出「結締組織按摩法」（Bindegewebsmassage）。當時，英國神經學家亨利·黑德（Henry Head）提出皮膚反射區概念。這兩位物理治療師以此概念為基礎，認為結締組織與肢體神經系統以及自律神經系統之間有相連。透過按摩技法刺激反射區，即可有效降低血壓、抑制脈搏過速以及達到放鬆等自律神經調節效果。這種按摩甚至也對內臟有效，能夠減緩疼痛。

　　遺憾的是：結締組織按摩法在迪克女士去世之後才得到神經學與生理學的科學證實。最後，連醫學界也承認了結締組織按摩的療效。泰瑞西─羅勃治療師（卒於1979年）因此獲頒德國十字勳章。

伊達‧羅夫：
羅夫按摩療法及「結構整合法」創始人

伊達‧羅夫（Ida Rolf, 1896–1979）於 1920 年在美國獲得生物化學博士學位。那個年代裡，她算是第一批的女性生化學家。她在洛克斐勒中心從事感染病與公共衛生研究。後來，這個單位演變成臨床醫學研究中心。

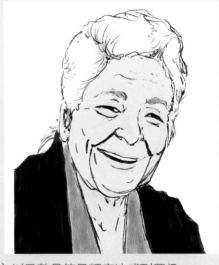

羅夫博士一方面從事化學與醫療數學的研究，一方面也對順勢療法（Homeopathy）、整脊（Chiropractic）以及整骨等另類療法感到興趣。

基於替親友按摩的經驗，羅夫博士研發出一種徒手按摩技法，稱為「羅夫按摩法」（Rolfing）或「結構整合法」。這種方法認為：疼痛、姿勢不良及肌肉緊張問題的元凶，並不在於骨骼與肌肉，而是結締組織。羅夫博士相信，透過徒手按摩即可改善結締組織與全身之力學結構。

羅夫博士明瞭：結締組織的基本組成是膠原蛋白與彈力物質。早在 1971 年，她便認為人體就是一個由肌筋膜建構的網絡系統。並企圖由機械因素切入，利用按摩壓力來改變結締組織的物理特性。另外，她也相信徒手按摩具有心理層面療效。成功的羅夫按摩療程不僅能夠改善姿勢不良，同時也可以消除恐懼、自卑與憂鬱。

羅夫博士是當今肌筋膜療法的前輩。這套按摩技法早已遍及世界。當年相關的研究員與治療師，例如既是羅夫按摩師、也是復健醫學專家的托馬斯‧芬雷（Thomas Findley）以及發展出「肌筋膜經線系統」的托馬斯‧邁爾斯（Thomas Myers）等人，目前皆已晉級為肌筋膜領域的專家。

身就是生化學家。我在海德堡大學攻讀心理學的時候，也曾學過科學思考的基本原則、嚴謹的科學研究、醫學與心理學研究方法、統計學、生物學、神經系統與人體功能等學科。我想，既然羅夫按摩與徒手按摩都有療效，那麼應該可以用現代科學方法找出療效的原因吧。而且，還必須以科學方法加以證明，才能獲得眾人認同。

　　擔任羅夫中心教職工作 10 年之後，我於 2002 年申請休假一年，以便尋求肌筋膜相關議題的科學解釋。我搜尋了醫學與心理學觀點的結締組織研究，並且頻繁地參加研討會。約翰・史島博山（Jochen Staubesand）教授 1996 年的研究報告指出肌筋膜具有能夠收縮的細胞，這讓我十分驚訝。史教授相信這是一種肌肉細胞，並且推測這類細胞乃受自律神經系統管轄。這鼓勵我開始聯繫各大學，尋找願意和羅夫按摩治療師對談的研究工作者。這件事，步步為艱。有人對我冷嘲熱諷，或者乾脆不回電、不回信。但是，最後我遇見了沃姆大學的弗朗克・里曼洪（Frank Lehmann-Horn）教授。這位大名鼎鼎的神經生理學家在沃姆大學研究罕見肌肉疾病。研究動作的專家，當然熟悉肌肉與肌筋膜這兩種人類動作的基本元素。他正是我一直苦苦尋找的指導教授人選。里曼洪教授接受了我的提案，帶領我進行實驗性質的研究計畫。這成為我之後在人類生物學領域的博士論文主題。

　　我們在沃姆的實驗成功證明：對於特定的化學信息物質，肌筋膜會有反應。而且肌筋膜含有類似肌肉的細胞，因此能夠主動伸縮。這些研究發現開啟了我嶄新的人生方向。我打算繼續徒手治療工作，也希望能串連其他科學研究者一起發掘有關肌筋膜議題的新知識。以下僅列舉幾項肌筋膜科學的新發現。這些研究發現就像大片拼圖裡的角落圖片一般，意義極其重大。

■革命性的發現

我從 2003 年起在沃姆大學做研究，目前擁有自己的研究團隊，執行肌筋膜研究計畫。比較近期的自然科學肌筋膜研究屬於跨領域研究，包括醫學、組織學、生理學、解剖學以及神經科學等研究領域。再搭配上新式醫學影像科技與分子技術的發展，近代的肌筋膜研究遠比二十世紀早期的研究來得更加深入。茲將近年來肌筋膜議題新知與發現，列舉如下：

● 海德堡大學疼痛研究學者西弗雷德‧曼瑟（Siegfried Mense）指出：背部疼痛感源自於深層的背部肌筋膜，因為背部肌筋膜裡面布滿了疼痛感覺接受器。

● 美國佛蒙特學者海倫娜‧藍文（Helene Langevin）認為：肌筋膜組織在全身上下形成了訊號網絡。身為神經生理學家，並擔任哈佛大學另類療法研究的藍文教授，同時也專研針灸及瑜珈等。她已經證實：肌筋膜交會點就是中國針灸學所謂的「經絡」。因此，針灸療效的部分原因來自於肌筋膜獲得治療，以及已被證實之神經生物學效果。針對瑜珈與按摩議題，藍文教授也有若干新發現，詳見本書第 4 章。

● 物理治療師蘇珊‧查培爾（Susan Chapelle）指出：透過溫和的按摩，可以大幅改善肌筋膜裡面的疤痕沾黏現象。她與生理學家傑弗里‧柏夫（Geoffrey Bove）一同做的動物試驗顯示：動物接受腹腔手術之後會出現疤痕與腹部肌筋膜沾黏現象。將之分為兩組，實驗組每天接受類似羅夫按摩技法的按摩。結果發現：與未接受按摩的對照組相比，實驗組腹部沾黏較少。

● 沃姆大學肌筋膜研究，亦即我們的沃姆研究團隊發現：肌筋膜能夠自主收縮，而且對於壓力產生的化學信息物質有反應。自主收縮功能源自於類似肌肉的細胞，亦即「成肌纖維細胞」。例如：成肌纖維細胞出奇密集地分布在腰部肌筋膜裡面。出現傷口時，成肌纖維細胞負責組織癒合與形成疤痕兩項任務。這是一種非常特殊的結締組織，它們彷彿一組機動攻擊部

安德魯泰勒·史提：整骨術創始人

安德魯泰勒·史提（Andrew Taylor Still, 1828–1917）是一名美國野戰軍醫，並未接受過正規醫學教育。他從醫師父親那裡學會基礎醫學，選修過一些課程，卻並未唸過醫學系。在擔任野戰軍醫期間，他運用拔罐、放血、血蛭、飲食療法等自然治療法來為病患治療。除此之外，他也接受顱相學、催眠術與招魂術等缺乏科學解釋的治療方式。

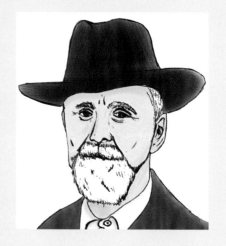

基於對徒手療法的興趣，史提從 1870 年開始自學解剖學。並觀察到某些疾病會在肌肉或皮膚上形成硬塊，透過按摩即可改善病徵。也就是說：徒手療法具有療效。他提出以按摩增強器官自癒力的理論，同時也強調運動的重要性。

史提將這種治療方式稱為「骨療法」。1892 年，他與家人在美國肯薩斯興辦了一所骨療法專門學校。

史提特別強調：肌筋膜裡面布滿神經，而且應當被視為一種感覺器官。他直覺認為：肌筋膜是自律神經系統的基本元素，負責調節全身功能。這項觀點後來得到了生理學研究證實。

隊。另外一個新議題則是：人類在壓力狀態或覺得自己不幸的時候，為什麼會在運動器官部位出現疼痛感呢？這是沃姆團隊目前的研究主題。或許，成肌纖維細胞與肌筋膜的伸縮是其中原因之一。

● 生物機械學與運動研究學家彼得‧休金（Peter Huijing）指出肌筋膜傳輸肌力至骨骼的途徑。這個新觀點完全顛覆了傳統的看法。在傳輸肌力方面，會出現個體差異，因為人體內肌筋膜網絡彼此之間的串連狀況各不相同。休金教授曾做過肌筋膜對於兒童痙攣性麻痺症的影響研究，並榮獲國際獎項。

幾乎天天都會出現新的肌筋膜研究報告。其中也有大量的實務應用訊息，包括：新型的軟組織超音波檢查儀器，或是藥石罔效背痛病患的肌筋膜診療方法等等。這些聽起來或許像唱高調，但是可以確定一點：肌筋膜議題的前景真是不可限量。

號稱「第一號國民病」的慢性深層背痛，耗費極多醫療成本。或許能從肌筋膜觀點來解釋許多案例。肌筋膜裡面的「內感受器」數目遠遠超過（！）「體覺感受器」及「機械感受器」的數目。這表示：肌筋膜會將體內器官與機能狀況，透過訊號的方式傳遞至大腦。

對於自己身體狀況及器官運作情況的覺察，似乎也與肌筋膜，亦即內臟上的結締組織息息相關。

肌筋膜將訊號傳送至脊髓，再送往大腦，亦即送往所謂的大腦「島腦」部位（Insula）。順便一提，大腦科學研究認為這個部位與自我概念及情緒有關。那麼可以假設：來自肌筋膜的大量訊息，經過覺察與處理之後形成體覺，體覺又與所謂的意識有關嗎？

目前已可從「內感受」（Interoception）觀點來解釋憂鬱症、恐懼與其他心理疾病。肌筋膜裡面的內感受器會釋放出神經生理學訊號，進而導致心理疾病。

人類的皮下結締組織有一套特殊的感覺系統，能夠感知皮膚接觸、撫摸以及

對方的體溫，亦即能夠感知代表對方好感或愛意的肢體接觸。這套感覺系統也與大腦相連，亦即與負責掌管意識、自我概念、移情作用、情緒及社交能力的島腦連結在一起。

　　我是不是幫肌筋膜的功能按了太多的「讚」了呢？這個議題實在太吸引人了，讓我難分難捨。另外，則是我與世界各地同事之間的革命情感。這些年，我們一起討論。他們非常積極投入工作，經常帶給我許多靈感。研製新的人體肌筋膜網絡圖是我們目前共同努力的目標。肌筋膜研究領域如今面臨著「改朝換代」的巨大變化。事實上，這股氛圍極具感染力。我必須承認，這是一種讓人幸福的感覺。15 年前，約莫西元 2000 年前後，我努力嘗試聯絡幾位自然科學領域專家。那時候不是必須枯坐久候，就是屢吃閉門羹。現在呢？這股新的研究風潮，讓他們開始主動聯絡我們這群肌筋膜研究者。

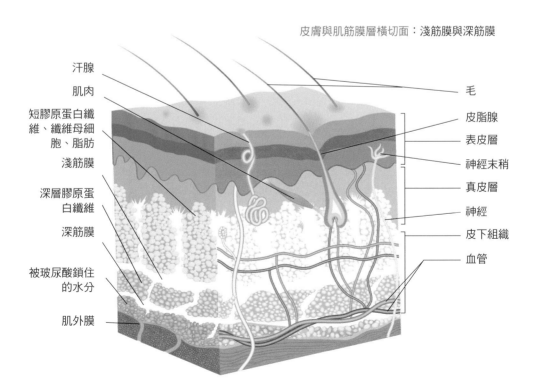

皮膚與肌筋膜層橫切面：淺筋膜與深筋膜

汗腺
肌肉
短膠原蛋白纖維、纖維母細胞、脂肪
淺筋膜
深層膠原蛋白纖維
深筋膜
被玻尿酸鎖住的水分
肌外膜

毛
皮脂腺
表皮層
神經末稍
真皮層
神經
皮下組織
血管

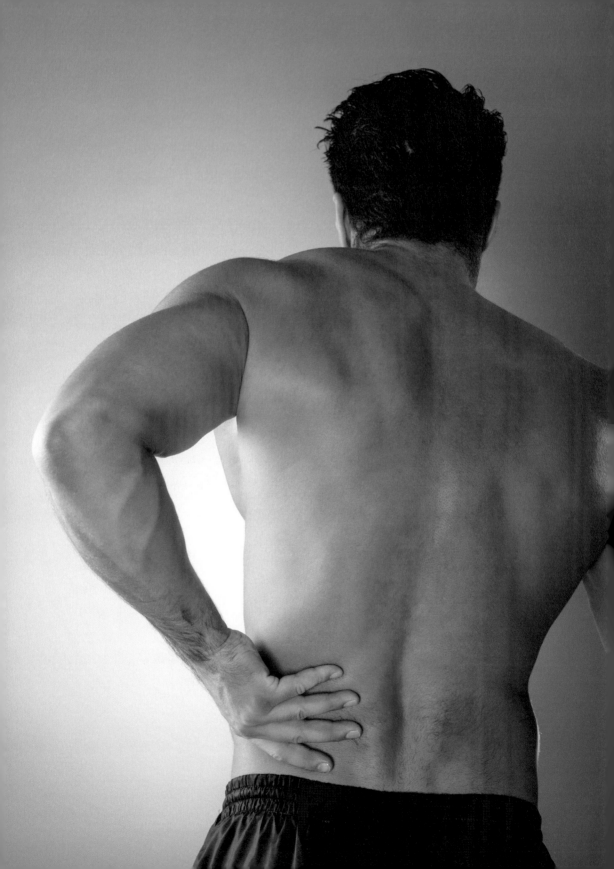

背痛新觀點

　　慢性背痛早已成為一種「國民病」。同時也是工作失能與提早退休原因常見的原因之一。醫學界目前仍然無法找出讓人滿意的致病原因。通常都懷疑是因為椎間盤、脊柱、神經或肌肉受力錯誤，才會造成背痛。如果真的如此，那麼為什麼椎間盤與脊椎手術無法讓患者一勞永逸地擺脫背痛呢？

　　另外一方面，許多椎間盤病患與脊椎病變的患者卻未曾出現絲毫背痛症狀。這又是為什麼呢？背痛問題就算做肌肉訓練也無法改善。連運動選手都可能飽受背痛之苦。原因究竟何在？

　　肌筋膜研究為背痛議題帶來了一線曙光。首先，肌筋膜裡面有很多的疼痛感受器，背部肌筋膜尤其使然。再者，肌筋膜裡面有一些會緊縮的細胞。研究指出：男性背痛患者下背部肌筋膜組織明顯增厚，導致整個下背部對疼痛非常敏感，而且會讓走路姿勢變得怪怪的。這些現象説明：也許是背部肌筋膜出了問題，才會導致背痛。最可能的解釋是：因為單側使用過度或使用錯誤，導致背部肌筋膜組織出現撕裂傷或小傷口。這些細微的傷害可能引起肌筋膜發炎，導致肌筋膜無法正確傳送訊息到肌肉組織，因而形成肌肉損傷，導致肌肉緊張。肌筋膜與肌肉受損之後，很可能引發慢性背痛。目前，背痛議題乃是全世界肌筋膜研究的重要焦點之一。

原因不明的下背痛。肌筋膜研究能否解開病因呢？

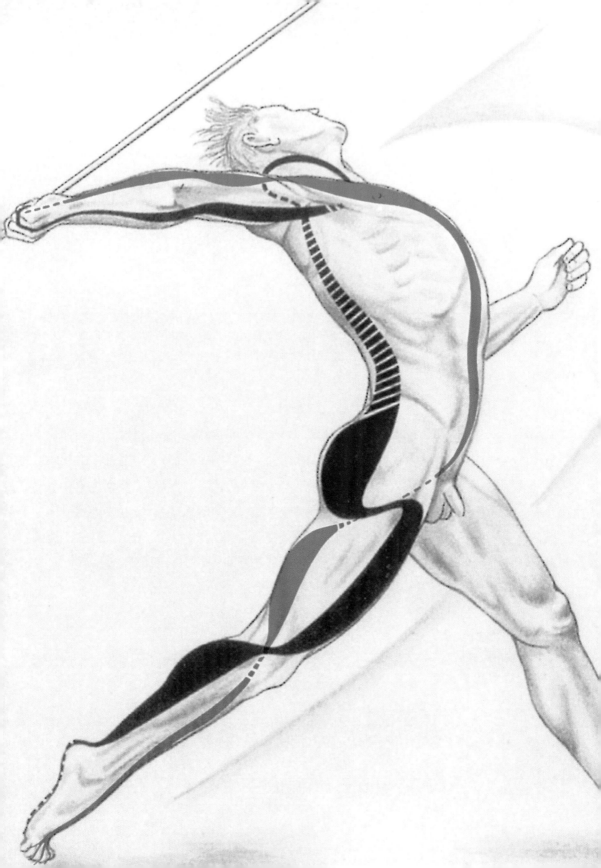

第 2 章

肌筋膜訓練原則

運動必須跟得上流行！拉伸運動、有氧運動及健肌操（Callanetics）都流行過好一陣子。亞洲搏擊、瑜伽與彼拉提斯在目前蔚為風潮。有些訓練必須搭配器材或運動伙伴，有些則完全不需要。有些運動適合室內，有些純粹是戶外運動。有些搭配 CD、音樂與動作指令。或以 DVD 示範影片教學，或搭配每週訓練計畫以及飲食方案。某些訓練概念曾被棄如敝屣，捲土重來後又被奉為圭臬。總而言之，所有的話題都圍繞著運動！運動！運動！

　　科學研究結果能夠應用在運動領域嗎？答案當然是肯定的。近年的肌筋膜研究為這一點提供了印證。例如：運動時搭配增加肌筋膜訓練元素，即可提升原本的運動效果。本書並不要求大家放棄一直以來的運動習慣，而是在其中增加肌筋膜訓練單元。我們並不打算顛覆大家的運動習慣，而是希望透過肌筋膜訓練來拓寬每個人的運動向度。初步瞭解肌筋膜與動作的相關知識之後，即可適當地鍛鍊肌筋膜組織並提升其功能。沒有運動習慣的「沙發馬鈴薯」們也不妨多多認識肌筋膜，練習簡單的動作，跨出健康運動的第一步！

　　肌筋膜訓練並不打算取代固定的運動習慣，而是截長補短，增加長久以來被忽略的元素。肌筋膜訓練本來就是肌肉訓練、循環與體能訓練當中的一環，有助提升個人運動內容更臻完善。對頂尖運動員而言是如此，對一般社會大眾亦然。

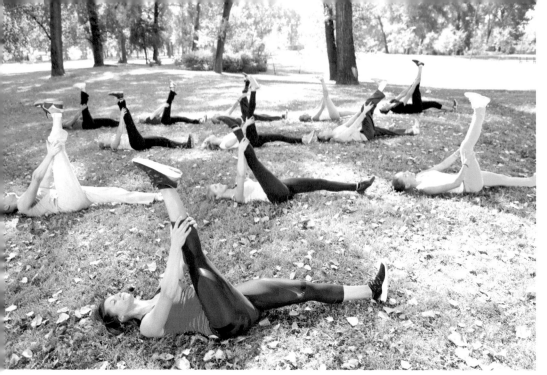

從前大家都相信：運動前做一些伸展動作有助於避免受傷。

日常生活中健康的活動量

　　肌筋膜的訓練目標並不只設定在提升運動表現，更希望讓大家在日常生活中能夠動作靈活，並且達到預防與復健效果。首先談談這個我特別重視的議題：日常生活中健康的活動量。現代人動得太少，完全違反人類物種先天生理結構的訴求。辦公室的工作，久坐少動，造成姿勢錯誤、肌肉緊張，並導致先天能力退化。對於行走或跑步動作而言，不恰當的鞋具更是一大絆腳石。本章以步行為主軸，提出肌筋膜研究的嶄新發現。

　　很多人都抱怨：「不是這裡痛，就是那裡痛！」嘲諷文則回應：「起床時身體不痠不痛的中年人，早就躺在墳墓裡囉！」研究已經證實：這類疼痛感與疾病的原因極可能來自於肌筋膜組織的變化或損傷。因此，請務必好好照顧自己的肌筋膜系統。「久坐族」更是應該做！肌筋膜系統絕對需要動起來！

　　人到中年之後，肌筋膜健康議題變得益加重要。首先，當肌筋膜組織開始

老化，人就顯得老態龍鍾。除此之外，缺少鍛鍊的肌筋膜組織容易形成沾黏。沾黏問題日趨嚴重，我們就會覺得自己四肢僵硬、身體不靈光。與老態龍鍾有關的，不單單只是體態問題而已。身體靈活度大不如前，這才是導致老人跌倒、受傷及出現疼痛感的主要原因。相反的，健康的肌筋膜組織不僅能讓體態青春窈窕，更能讓人行動敏捷自如。希望自己常保青春，或是重新變得年輕嗎？請多多鍛鍊肌筋膜這張生命之網吧！

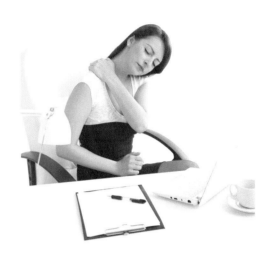

久坐容易引起肩頸痠痛。

我們的器官完全奉行「用進廢退」原則！依據這個原則，尤其是骨骼、肌肉、肌腱、肌筋膜與神經系統更是不斷地在人體內淘汰與更新。使用率低或者完全閒置的組織會被蓋上「廢物標籤」，打入淘汰之列，以降低人體能量的消耗。對於常常被使用的組織，身體會對它們定期論功行賞。因此，熟齡朋友們和大家都一樣，只要透過適當的訓練就可以增加肌肉量與骨骼量，甚至增加大腦神經細胞之間的連結。同樣的，也可以鍛鍊肌筋膜！

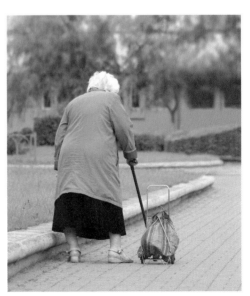

老態龍鍾的原因：熟齡者的肌筋膜組織也慢慢變老了！

訓練前須知

　　本章著重於討論肌筋膜在人體運動器官裡的特殊功能，還會進一步探討肌肉賦予肌筋膜的任務，以及兩者之間的合作模式。本章也會討論，肌筋膜在身體靈活度、關節與體態方面扮演的角色。你將發現，放在眼前的不再是死板僵硬的人體骨骼圖，只透過機械特性把全身肌肉連接在一起，而是一種全新的概念，一幅充滿動態張力的人體肌筋膜網絡圖。文末附上一項小測驗，協助大家確定自己的肌筋膜類型。這相當重要。如何才能選出真正適合自己的肌筋膜訓練運動呢？這完全取決於個人的肌筋膜類型。請充分掌握肌筋膜健康操的內容，並多加練習！

　　很心急的讀者當然可以直接跳到第 3 章，立刻閱讀圖文並茂的動作講解。但坦白講，並不建議大家這麼做。我們即將討論肌筋膜在動作過程當中代表的意義。請詳加閱讀，並完成肌筋膜類型測驗。這些內容有助於大家瞭解肌筋膜的 4 大訓練面向。不僅如此，它們也會變成「最佳啦啦隊」，鼓勵我們努力練習不鬆懈！

肌肉與肌筋膜的合作模式

　　肌肉與肌筋膜是一個共同體。但在動作方面，肌筋膜擁有獨立的功能，同時也掌管身體的力學結構、姿勢及體形。先來談談肌肉裡的肌筋膜功能。純粹從解剖學觀點來看，肌筋膜是包覆在肌肉纖維、肌肉束以及整體肌肉外面的膜狀組織。但肌筋膜到底在做些什麼呢？

　　第 1 章曾經提過：肌肉、甚至每一條肌肉纖維外面都包覆著肌筋膜組織。這層外膜必須負責傳遞肌肉的力量。這一點取決於肌肉的機械結構以及動作特性。想要指揮四肢動作，肌肉必須連接上骨骼。如何連接呢？這必須透過肌腱。肌腱是一種「緊致結締組織」，由強有力而且緊密堆積在一起的膠原蛋白纖維所組成。肌腱會附著在骨膜或特定的接骨點上，以便連接上骨骼。

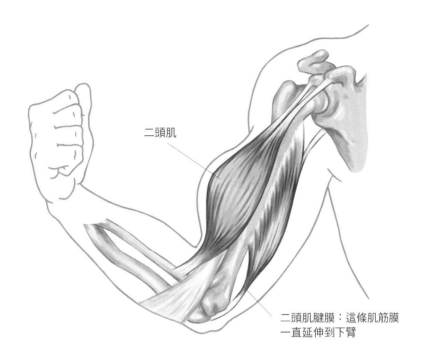

二頭肌

二頭肌腱膜：這條肌筋膜
一直延伸到下臂

二頭肌是跨雙關節的肌肉，帶動骨骼動作。以肌腱分別固定在肩關節與肘關節上。

　　從骨骼到軟骨、從軟骨到肌腱、再從肌腱透過特別分化的結締組織細胞往肌肉前進，這全部都是無縫接軌的連結。因此，肌筋膜得以接收肌肉的機械力量，並把這個力量傳遞出去。然後重複連續。

　　肌肉內側以及環繞肌肉外側的肌筋膜組織，負責將肌肉的力量先傳送到肌腱，然後再繼續傳送到骨骼。在這個過程當中，肌筋膜扮演著肌力傳輸者的角色。肌肉細胞收縮，形成拉力。肌筋膜接收到拉力，然後傳送出去。從肌筋膜層傳送至另一層的肌筋膜，亦即將肌肉的力量從「肌內膜」（Endomysium）傳送至「肌外膜」（Epimysium）、再到肌腱，最後傳送到骨骼。肌力必須藉助肌肉與肌筋膜的通「力」合作。生物機械學家以彈簧為例，描述兩者之間的合作模式。

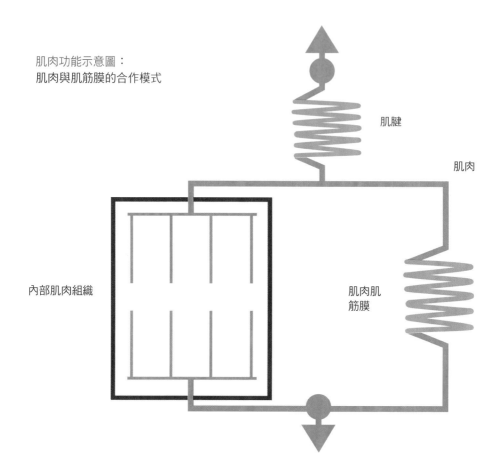

肌肉功能示意圖：
肌肉與肌筋膜的合作模式

肌腱

肌肉

內部肌肉組織

肌肉肌
筋膜

■肌筋膜的優點＝彈振

在人體動作歷程當中，肌筋膜的彈振功能扮演著相當重要的核心角色。構造必須具有彈性，才能夠彈振。也就是說：受到外力做工的時候，組織的形狀會有變化，外力消退後才恢復原形。第1章提過：肌筋膜，尤其是其中的膠原蛋白纖維具有彈性。這項彈性特質使得肌筋膜能夠儲存外力、將之轉變成彈力位能，並繼續向外輸送。從生理學觀點而言，原子受力時會更加靠攏；外力消失後，則恢復至原來位置。受力越大，恢復原位的速度也越快。在釋放這股能量之前，它

們一直維持在張力狀態。而且，結構
材質決定作用力與反作用力之間的關
係。例如彈簧鋼一類的彈性材質，儲
存能量的容量大，恢復原形的速度也
就相對迅速。包覆肌肉的肌筋膜，尤
其是肌腱，也具備這些特點。

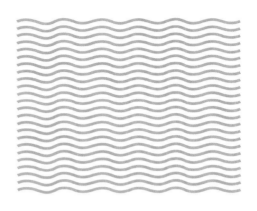

健康的肌筋膜擁有規則的波狀結構

除此之外，附在肌肉上的肌筋膜
組織並不是服帖平整的。肌肉肌筋膜
的結構略呈波浪狀，看起來有點像卷
卷的髮型。基於這些波狀結構，肌筋
膜能夠伸縮，並且儲存能量。

波狀結構越明顯，肌筋膜的彈振容量越大。雖然波狀結構多半會隨著年齡增
加而逐漸減少，但只要透過正確的訓練仍可恢復。

彈振、產生彈性張力以及儲存能量，這些是肌筋膜的主要特色，尤其是肌腱
的主要功能。根據生物機械學家的觀察，羚羊以及袋鼠動作迅速敏捷的大功臣就
是肌筋膜組織。這兩種動物的彈跳能力著實驚人。羚羊雖然身材袖珍，縱身一躍

羚羊：「大師級」的跳遠與跳高好手

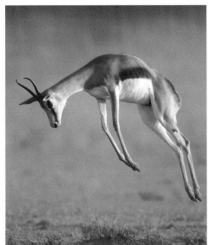
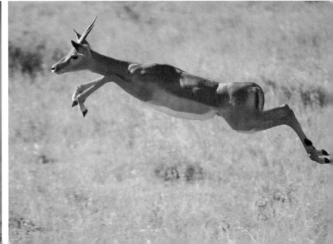

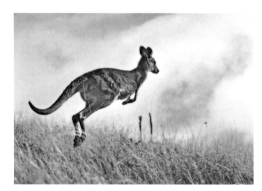

跳躍中的袋鼠：利用長而有力的後腿，從地面
彈振跳起。

卻可達 3 公尺高、10 公尺遠。赤大袋鼠榮膺動物界跳遠冠軍，跳遠紀錄為 13 公尺。赤大袋鼠的奔跑速度高達每小時 60 公里，完全不輸給競賽神駒。

不過，這些優異的彈跳表現卻無法從肌力觀點來解釋。羚羊體型嬌小，沒有大塊的肌肉群。但是，羚羊優雅的腳上有著長長的肌腱，袋鼠後腿上的阿基里斯腱更是強壯無比。果真，羚羊及袋鼠敏捷的動作與長跑實力必須歸功於肌腱，尤其是其中一種非常巧妙的肌筋膜機制。

■ 彈弓效應

生物機械學家以彈弓機制來解釋肌筋膜的功能。彈弓為什麼能夠發射？首先，彈弓臂處於機械張力狀態。張力一旦消失，之前所儲存的彈力位能會轉變成迅速向前射出彈丸的動能。另一個很簡單的例子就是橡皮筋。拉開橡皮筋之後迅速放開，就可以把橡皮筋彈出去。或以橡皮球為例：球掉到地板，地板會給球一個作用力，球變形之後將這股作用力儲存為彈力位能。然後很快地恢復原來的形狀，並從地面彈起來。

利用彈弓效應，完成肢體動作並不需要許多肌肉力量，只要符合最低限度即可。肌肉必須先行收縮，讓肌腱處於張力狀態。完成第一個跳躍動作之後，後續的「連續跳躍」動作則仰賴地心引力與動物本身的重量。身體著地時，肌腱或阿基里斯腱被壓縮，又重新充滿張力動能。這股張力蓄勢待發，釋放後產生反作用力，甚至具有加速效果。與鍛鍊精良的肌肉在收縮後所產生的速度相比，彈弓效應的速度更棒。連續跳躍時，羚羊與袋鼠等動物依照「節能」原則，並不要求肌

肉使出渾身解數，反倒重複藉助機械力量。

　　「定點跳躍」與「連續跳躍」並不相同。以輕功攀牆的喵星人，還有突然跳起來的青蛙，擅長的都是定點跳躍。貓咪先往內蹲縮身體，將全身肌肉與長長的肌腱處於張力狀態。跳躍前，身體迅速縮蹲，肌腱收縮產生反作用力，然後驟然一跳。

　　這就是動物界通用的生物機械原則，也就是肌腱與肌筋膜的彈弓效應。人類的彈跳、跑步甚至行走，都必須仰仗彈弓效應原理。生物機械學家發現，人類的肌筋膜系統也擅長儲存機械能量，絕不讓羚羊小輩專美於前呢！人類肌腱的機械能量儲存容量甚至超過其他靈長類動物。除了人類之外，其他靈長類的肌腱與羚羊的跑跳肌腱構造並不相同。在這個方面，人類出現了明顯不同於其他靈長類的演化。

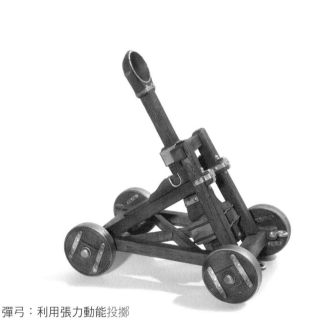

彈弓：利用張力動能投擲

■人類的步行原則

　　大家都知道，人類的足底功夫特別好，能夠步行數小時而不覺疲憊。這件事其實一點也不神奇，因為科學已經證實：基於彈弓效應，人類走路時的肌肉工作量比慢跑時整整少了七成。這個奇蹟必須歸功於一連串的肌筋膜。從很大片的足底肌筋膜開始，經過腳踝處的阿基里斯腱，再經過一連串的肌肉肌筋膜向上通往背部。肌筋膜與肌肉的團隊合作表現，遠遠超過只是單單連結在骨骼兩端上的肌肉。我們的步行耐力從何而來呢？最大功臣就是一條貫穿全身而且不算短的肌筋膜線。步行時，採「由下往上」路線。肌筋膜線從足部、阿基里斯腱、腿部、背部、通往大片的腰部肌筋膜、甚至繼續通往頸部，一直到頭部為止。這些肌筋膜組織有辦法儲存大筆的能量，而且不需要肌肉幫忙就可以自行釋放能量，並將之轉為動能。因此人類的走路動作效率高、持久力也不差。

　　如此看來，為了改善或是保持肌筋膜的彈性及健康，提升它的能量儲存能力，就該好好加以鍛鍊。唯有結構佳、狀況好的肌筋膜與肌腱，才能有效儲存並釋放能量。

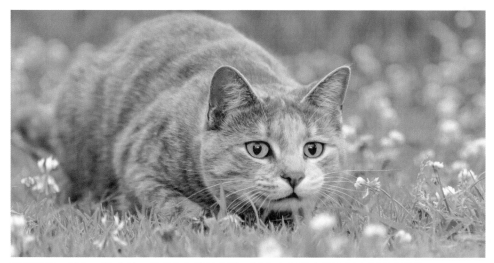

躍躍欲試：縱身一跳之前，貓咪會先踡縮身體，讓全身的肌肉與肌腱處於張力狀態。

肌筋膜線與張力網絡

前一節提到：步行時會利用「由下往上」的肌筋膜路線。既然每個人都需要鍛練肌筋膜，那麼應該選擇哪些訓練內容呢？這牽涉到全面性的肌筋膜機制。走路時利用的，不單單只是足底肌筋膜組織而已。肌筋膜就像網絡一般貫穿全身，未必需要關節與四肢的協助。這是肌筋膜的共同特徵。「肌肉與肌筋膜共同體」形成長長的鏈結，彷彿四通八達的鐵路網，不僅負責人體的力學結構、姿勢，還能維持動作效率與流暢度。

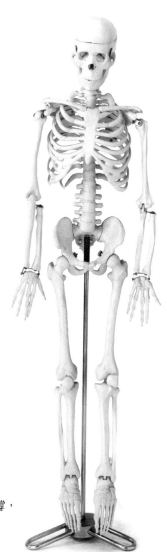

簡而言之，新的研究結果證實了肌肉與肌筋膜長鏈的存在，並強調它的訓練可能。對此，托馬斯・邁爾斯在 90 年代裡發展出一個淺顯易懂又詳盡的解釋模型。邁爾斯曾任職於羅夫中心，是我在羅夫按摩技法領域的同事。他目前從事「費登奎斯身心整合教育」（Feldenkrais-Methode）的教育訓練工作，深諳物理治療的各家學派。基於實務經驗，他發展出肌肉與肌筋膜長鏈系統理論。這項理論觀點已廣受採納，並獲得解剖學的驗證。

■ 骨骼系統並非身體支架

邁爾斯的理論模型指出：維持身體直立並提供支撐的重要功臣不是骨骼，而是肌筋膜。如果缺少肌筋膜這種柔性鋼絲來連結骨骼，一堆骨頭只會癱倒在地上、無法站立。因此，骨骼系統並不像是建築工地裡維持結構穩定的鷹架。

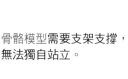

骨骼模型需要支架支撐，無法獨自站立。

　　處於動態張力體系的肌筋膜組織與肌肉，才是我們身上「頂天立地」的功臣。以站立為例，這個動作不僅需要肌肉持續小幅收縮，還必須維持身體重心。一旦無法做到肌肉收縮與維持平衡，就會跌倒。我們睡覺的時候，肌肉呈現放鬆狀態。想練「站著睡」神功？身體一定會重心不穩而跌倒。肌筋膜的其他功能還包括：傳送肌肉張力，以及在整個張力網絡裡面獨挑大樑。

■ 張力整合模型

　　這裡要介紹的張力網絡好比建築結構構造。建築學稱之為「張力整合模型」（Tensegrity- Model）。這個組合字來自於英文詞彙「張力」（tension）與「整合」（integrity）。二十世紀中期，美國建築學家與藝術界提出「張力整合」（Tensegrity）這個專有名詞。其特點如下：

- 彈性結構與穩定結構共同組成張力整合網絡。
- 彈性結構能夠承受張力變化。
- 穩定結構之間原本並無交集。
- 透過彈性結構，穩定結構之間才有連結。
- 彈性結構讓整個系統處於張力狀態。

　　肌筋膜研究認為：人體結構也符合張力整合原則。肌肉與肌筋膜長鏈搭配骨骼系統，兩者一起形成張力系統。動作時，張力系統會出現細部的動態反應。譬如：運用某側肌肉時，連結在肌肉上的肌筋膜長鏈會影響另一側肌肉。肌肉並非單打獨鬥，而是和全身的肌筋膜網絡一起合作無間。這個觀點完全超越了傳統解剖學對於局部肌肉主導的看法，進而指出肌筋膜功能遠勝於肌肉功能。

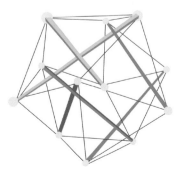

張力整合模型。**張力維持系統穩定與動態。**

脊椎的帆船構造原則

　　帆船的基本構造包括：桅桿、船帆與索具。多年以來，醫師與骨科醫師都利用帆船來比喻脊椎，以解釋脊椎的力學結構。桅桿不需負重，而是在張力系統內擔綱穩定大局，因為許多索具都緊緊地固定在桅桿上，以維持穩定。桅桿不是大樑，不需要承受重量。這一點與人類的背部結構很類似。脊椎可以彎曲，持續面對著拉力與張力。

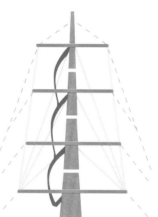

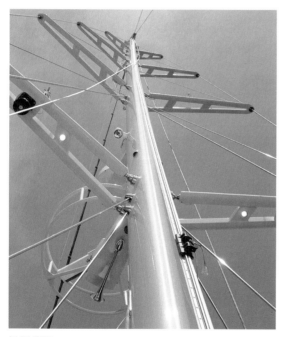

帆船桅桿

從醫學觀點而言，脊椎的帆船原則指的是背部韌帶與肌肉撐開，維持脊椎直立。脊椎旁邊有一塊縱向的「豎脊肌」，在腰椎附近尤其顯得寬厚。其它脊椎兩側的肌肉則是橫向的，而且具有支撐功能。

■全新的人體結構圖

　　這個全新的人體結構圖勾勒出幾項重點。首先，一直以來我們對於骨骼及關節系統的認識並不正確。事實上，骨骼與骨骼之間並未直接相連，而是透過軟骨組織、關節囊、韌帶與肌腱等結締組織來連結骨骼系統。這個新觀點也改變了我們對於脊椎的認知。脊椎不宜再被視為支撐人體的棟樑，反而是一種具有特殊靈活程度的穩定結構。事實上，這種靈活轉動的能力讓脊椎能像蟒蛇一般敏捷。脊椎不像大腿骨一般擁有大片的硬骨組織，反而是靠著韌帶、肌筋膜系統與小塊的肌肉將許多小小塊的脊椎骨連結在一起。

　　目前不論是研究人體力學結構、還是探討姿勢與行走功能的學者專家們，都以動態的肌筋膜網絡，尤其是背部肌筋膜系統為基礎出發點。關於人類的行走動作，沃姆大學肌筋膜研究團隊發展出新的解釋模式。另外，我們也致力研究深層的脊椎疼痛議題。

■ 肌筋膜線

　　好幾種張力元素一起組成了人體網絡，其中包括幾條比較大型的肌肉與肌筋膜長鏈。我們認為：在動作流暢度與統整方面，肌筋膜線扮演著相當特殊的角色。我們必須鍛鍊肌筋膜線，以維持整個肌肉與肌筋膜長鏈的功能及其統整能力。肌筋膜研究觀點特別強調貫穿全身的遠程連結，所以單一肌肉群的肌力訓練絕對不夠！希望大家都能鍛鍊肌筋膜的傳送及連結功能。先來熟悉一下最重要的五條肌筋膜線吧！

- 淺層背部肌筋膜線（淺背線）
- 淺層前部肌筋膜線（淺前線）
- 兩條側面肌筋膜線（側線）
- 螺旋肌筋膜線（旋線）

　　這五條肌筋膜線貫穿全身，通過身體與四肢。邁爾斯曾詳細介紹過肌筋膜線的支撐及動作功能。本書只呈現最重要的關鍵字。

● 1. 淺層背部肌筋膜線（淺背線）

　　淺背線從「足底肌筋膜」開始往上，通過背部、頸部、頭部，一直到眉毛部位。負責支撐功能、保護背部、掌管身體直立姿勢、上半身往上抬，或者後仰的延展動作。

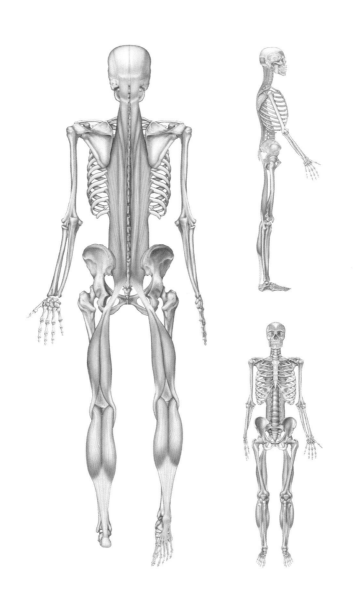

● 2. 淺層前部肌筋膜線（淺前線）

　　這條肌筋膜線位於身體正面，從腳趾往上至骨盆腔，然後由腹部開始通過咽喉直到頭部。淺前線雖可一分為二，但在正常狀態下亦可視為一整條由下往上的肌筋膜線。它負責穩定挺直上半身，並且掌管上半身前傾、彎曲、抬頭與低頭等動作。

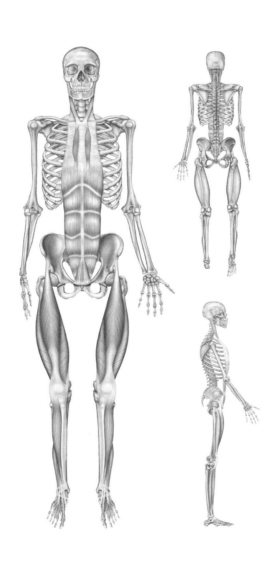

● 3. 側面肌筋膜線（側線）

　　側面肌筋膜線位於身體兩側。這兩條側線從足後根開始，往外延伸至腳踝、向上通往大腿外側，然後一直到頭部。側線就像竹筐一般，往內包覆著身體兩側。它負責維持淺背線與淺前線之間的平衡、掌管身體下盤的穩定，避免腳軟跌倒。除此之外，側線還負責左右側彎的動作，並預防身體過度前傾或扭轉。

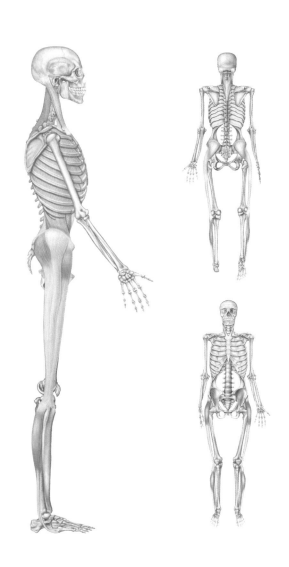

● 4. 螺旋肌筋膜線（旋線）

　　螺旋肌筋膜線環繞人體而上，主導身體的扭轉動作。它彷彿雙股螺旋般「綁住」身體，負責平衡姿勢及執行動作。首先，不論姿勢如何，旋線必須維持身體重心的平衡。步行時，螺旋肌筋膜線會調控我們的行進路線。另外，旋線也負責身體的扭轉動作，並維持身體穩定。

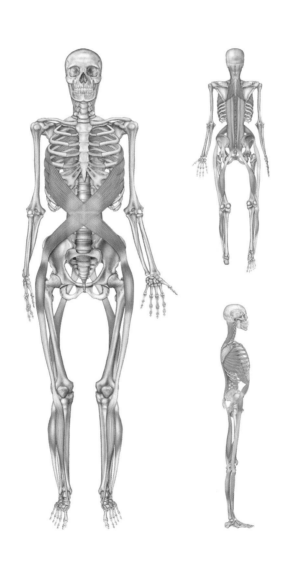

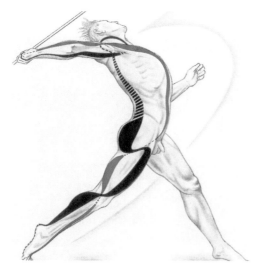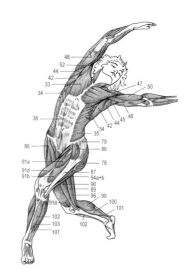

運用肌筋膜線解剖圖，來呈現體操動作與運動動作。

■ 動作狀態下的肌筋膜線

　　是否留意過提起腳跟擺動雙手的動作？還是觀察過標槍或鐵餅選手的投擲動作？從這些動作中都可以觀察到我們身上不算短的肌筋膜線。早年經典的訓練動作之一，就是提腳跟擺動雙手。從歷史久遠的相片當中，即可得到佐證。

　　本書的肌筋膜健康操包括幾種相似的擺動動作。從前的運動與體操都會強調鍛鍊肌筋膜線，但當代運動潮流卻完全忽略了這項重點。

肌筋膜的訓練反應

　　肌筋膜是有生命的組織，不但會對刺激產生反應，也懂得適應壓力。透過特定及規律訓練即可逐步改善肌筋膜狀況。舉例而言，肌筋膜訓練有助於提升組織彈性及彈振能力。動物實驗指出：和「四體不勤」的對照組老鼠相比，每天在跑步機上規律運動的實驗組小白老鼠肌筋膜組織的排列會逐漸變得比較緊密，較易消減受力。

從前的韻律體操

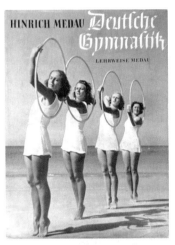

1940 年出版的《德國體操》一
書封面，作者為辛里奇‧麥道
斯（Hinrich Medaus）

　　兩三代前的人開始運用音樂節奏擺動
全身，好讓整個身體動起來。從現代觀點
來看，韻律體操的目的就是鍛鍊身體上不
算短的肌筋膜線。19 世紀開始出現體操
運動，強調訓練身體靈活度。1900 年至
1950 之間，韻律體操蔚為風潮。韻律體操
搭配上球、環以及小棒，或舞動或丟擲，
朝各方向伸展。在在呈現出姿勢的優雅。

　　韻律體操形式傳統悠久，除了舞蹈元
素之外，還包括復健操與西洋劍等統整運
動元素。德國現代舞之父魯道夫‧馮‧拉
邦（Rudolf von Laban, 1879–1958）曾創
辦體操學校。身為音樂與體操教師的梅道夫婦（Hinrich & Senta Medau）
在上世紀 20 年代裡也成立了體操學校，傳授含有舞蹈元素、伸展與全身
擺動的柔軟體操形式。

　　雖然當年的體育老師們對於肌筋膜都一無所知，但這些「古早」體操
動作很明顯地以鍛鍊肌筋膜線與韌帶系統為目的，尤其強調背部肌筋膜線
的訓練。70 年代時，韻律體操銷聲匿跡，因為傳言它不利於關節與脊椎，
因此練習這類體操不僅沒有好處，反而還容易導致運動傷害。這項負面說
法已經被最新的肌筋膜研究推翻了。本書也希望能替彈振與擺盪動作洗刷
冤情，所以特別在肌筋膜健康操裡加入這兩種練習動作。

■ 不動，只會變得沾黏僵化！

　　缺少鍛鍊的肌筋膜會變得越來越頹廢。之前提過，「用進廢退」乃自然法則。這個原則也適用於肌筋膜組織。日本科學家在顯微鏡下觀察缺乏運動者的肌筋膜組織切片，發現他們的肌筋膜纖維都打結了！

　　肌筋膜一旦纏結沾黏在一起，肌肉功能勢必就會受到負面影響。因為打結沾黏之後，纖維束的排列方式就會變得不正確、肌力的傳送會受到阻礙，導致整個系統的協調功能下降。

　　肌筋膜沾黏之後，動作會變得卡卡的，而且需要消耗更多能量來達成動作。沾黏也會改變身體姿勢。沾黏後肌筋膜 Q 彈度降低，所以肢體逐漸變得僵硬。科學研究證實：背痛患者的腰背肌筋膜會出現沾黏加厚的現象。另外，沾黏也是一種老化徵狀。年輕人的肌筋膜結構非常規律。和年輕人相比，「少動一族」長輩們的肌筋膜顯得結構紊亂，而且出現沾黏現象，甚至連波狀空間結構都消失得無

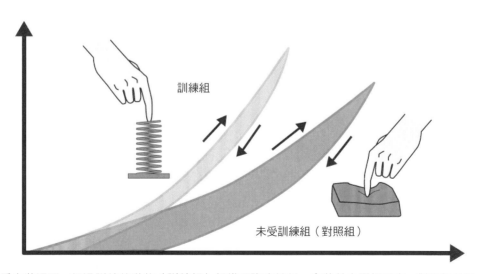

訓練組

未受訓練組（對照組）

受力狀況下，經過訓練的動物（訓練組）組織塌陷度較低，會將外力彈振回去。對照組的組織（右側圖與曲線）比較容易被壓下去，而且反應較慢，亦即需要比較長的時間來恢復原狀，而且不會將外力彈振回去，導致張力動能流失。

影無蹤。

　　這一部分屬於正常老化現象。老年人的結締組織細胞仍然會生成膠原蛋白，但由於新陳代謝速率趨緩，汰舊換新的能力遠遠不如當年，而且老年人結締組織細胞基質當中的水分含量也會減少。不過，別擔心！透過訓練，就可以大幅改善或延緩這些老化徵狀，因為肌筋膜健康操能夠促進細胞製造新的膠原蛋白，並加速淘汰老舊的膠原。這跟我們熟悉的肌肉訓練效果一樣。老年期的肌肉量會自然減少，但是肌肉訓練可以延緩肌肉消失速度。有些老年人甚至透過訓練促使肌肉量增加。同理可證，熟齡朋友們也可以鍛鍊肌筋膜，讓它變得排列緊密、Q 彈並且健康。選擇正確的肌筋膜訓練，多加鍛鍊，絕對有益！

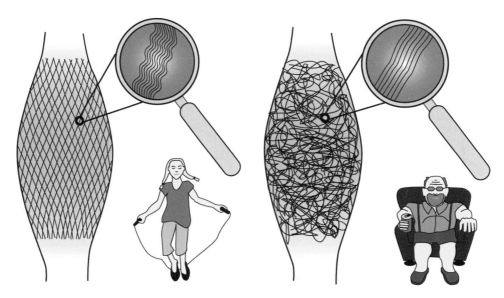

慢慢變老、又缺乏運動，都會導致肌筋膜纏繞打結（如右圖）。

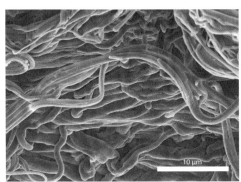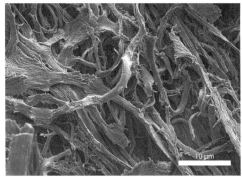

老少對照：六歲孩童（左）對照九十歲長者的肌筋膜纖維圖

■訓練效果並非一蹴可幾

　　肌筋膜訓練和肌肉訓練的差別在於：肌筋膜訓練無法迅速奏效。因為與肌肉細胞的生長汰換速度相比，結締組織纖維的更新步調顯得較為緩慢。收到更新訊號之後，結締組織才會分裂、生成新纖維、重新連結成為肌筋膜網絡，然後再形成典型的肌筋膜波狀結構。在這段期間裡，肌筋膜構造必須不斷適應身體的拉張力，調整其長度、強度與滑動能力。如果經常出現某特定拉力，即可強化肌筋膜細胞與韌帶之間的連結，或是形成新的連結。很明顯的，這有助於提高肌筋膜彈性，亦即提高其彈簧般的彈振能力。就算手臂受傷上了石膏，不常使用，也可以透過適當的訓練協助肌筋膜組織煥然一新。

　　肌筋膜適應外力的能耐究竟如何呢？這可從運動員身上略見一斑。以長跑選手以及網球隊員為例，他們跑跳時利用下肢煞車，對肌肉與關節會形成相當大的壓力。於是他們的大腿肌筋膜組織會越來越發達，排列益發緊密而且質地堅韌。位於大腿兩側的闊筋膜（Fascia lata）經過鍛鍊，使得大腿明顯呈現上寬下窄的形狀。非運動員走路的時候，也稍微會運用到闊筋膜。某項輪椅族與一般人大腿闊筋膜發達程度的比較研究指出：輪椅族的大腿肌筋膜組織顯得比較薄一點。另外，也有研究證實：馬術選手經常使用大腿內側肌肉群，亦即使用「內收肌群」

來夾住馬身，所以他們的大腿內側肌筋膜會變得強而有力。內收肌群連接著骨盆腔裡的恥骨，這會吊高大腿肌肉位置並向內隆起。因此，騎馬運動會改變大腿的形狀。

■ 肌筋膜運動傷害

　　韌帶、肌腱、肌肉肌筋膜或者關節容易出現拉傷、斷裂、滑囊炎等運動傷害。足球隊員有時候一跛一跛面帶愁容地在場邊繞行，甚至被抬出場；網球選手因肩膀疼痛而棄權；長跑選手一開賽就出狀況。這些案例幾乎都是因為肌筋膜受傷而導致。受傷部位的肌筋膜無法承受外力，或因舊傷未癒，肌筋膜功能折損，導致局部無法出力。運動員當然希望避免運動傷害，那麼就必須特別留意自己的肌筋膜網絡狀況。

跑步選手及網球選手**的大腿外側肌筋膜都十分強壯堅韌。**

馬術選手**騎馬時必須夾緊馬背，逐漸鍛鍊出強壯的大腿內側肌筋膜。**

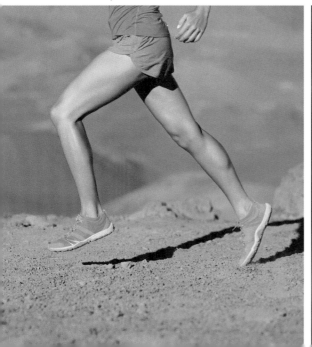

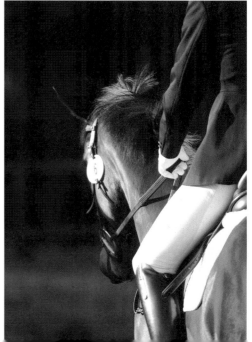

因局部負荷過度而造成的運動傷害，多半都是肌筋膜損傷，而非肌肉受傷。肌筋膜訓練為什麼能夠預防運動傷害呢？首先，因為健康的肌筋膜組織能夠儲存較多動能，並將之傳遞出去。再者，強壯的肌筋膜比較不容易斷裂，彈性及穩定度都較佳，反應速度亦相對敏捷。

■「運動後肌肉痠痛」新解

運動後，覺得全身痠痛嗎？長久以來，這個經常出現的現象一直都找不出原因。現在，肌筋膜研究發現了新的解答！一旦運動過於激烈，或者做了不常做的運動，例如爬山之後覺得全身痠痛。多年以來相關的解釋包括：乳酸堆積理論、自由基引起發炎理論，或是肌肉纖維痙攣或斷裂理論。到目前為止，這些說法都還不足以提供充分完善的解釋。乳酸堆積理論行之有年，但已經被推翻了，因為科學家發現，就算體內的乳酸鹽濃度不高仍然會出現運動後的痠痛現象。除此之外，研究證實：我們大概只需要 40 分鐘就可以完全分解掉體內所累積的乳酸鹽物質。但是，肌肉痠痛現象通常出現在激烈運動後的前一兩天，而且持續數日之久。

運動科學教育比較青睞肌肉纖維斷裂理論。順便一提，這個理論並不贊成肌肉痠痛者接受按摩，因為纖維斷裂表示纖維處於受傷狀態，按摩可能讓斷裂情況更加惡化。肌肉纖維斷裂之後，局部會陸續出現紅腫及發炎現象。北歐解剖學家提出這個理論。他們請受試者固定一腳先跨上椅子，另一腳弓箭部後退，重複多次。第二隻腳必須經常剎車，較易出現痠痛疲憊現象。然後以電子顯微鏡觀察痠痛組織。研究人員發現：局部肌肉纖維的確出現了變化，而且就是在「肌小節」部位，亦即最小的肌肉細胞組成單位裡發生了變化。

該項研究發現：一部分的肌肉結構蛋白出現了變化。更精確而言，就是第 1 章提過的「肌動蛋白」與「肌聯蛋白」在激烈運動後出現了變化。但是，還另有蹊蹺。肌肉外的肌筋膜組織才是狀況較為嚴重的受災戶。近來研究發現：人體在劇烈運動後，真正感受到疼痛的主角其實是「深筋膜」，也就是包覆肌肉的「肌外膜」。

　　這項研究發現緣起於 2007 年的研討會。我和幾位研究肌肉疼痛的專家們坐在一起，討論他們當時即將進行的運動後痠痛感研究。他們計畫利用鹽水針來確定運動後痠痛感的原始點。在疼痛研究領域裡，已經認可鹽水注射實驗法。這種「在傷口上灑鹽」的方法會強化發炎部位與傷口局部的疼痛感。藉此即可確定疼痛途徑、釐清疼痛原始端與疼痛原因。

　　我和丹麥學者托馬斯・葛拉分尼爾森（Thomas Graven-Nielsen）談論起肌筋膜功能。會後，他改變了與澳洲物理治療專家威廉・吉普生（William Gibson）共同進行的疼痛研究設計。他們先讓受試者產生腿部運動過度的疼痛感，然後在兩組實驗組受試者身上施打鹽水針。第一組，將鹽水針施打至深層肌肉。

　　第二組則施打在大腿肌筋膜部位。第二組的實驗設計，是與我討論後才新增加的。研究結果非常明確。接受肌筋膜部位鹽水注射的受試者，疼痛感受比較強烈，移動時會出現更多的疼痛感。也就是說，第二組受試者劇烈運動後的痠痛感受比較強烈。但是，受試者無法分辨出疼痛究竟來自於肌肉組織，還是肌筋膜組織。他們只是覺得自己「肌肉痠痛」。但因鹽水針施打部位的差異，研究者還是能夠確定痠痛的原始點。

　　原來，肌筋膜才是劇烈運動後疼痛感的主角！劇烈運動造成了肌筋膜變化或受傷，因而出現疼痛感。這項研究結果在 2009 年造成轟動，也逐漸被學界採納。疼痛感的位置並不在紅色的肌肉部位，而是在白色的「深筋膜」。這一點已經完全被證實，只是科學家目前還不清楚，疼痛感是否來自於肌筋膜組織當中為數眾多的感受器。另外肌肉纖維斷裂的理論也尚未得到確定。

　　身體在劇烈運動後會痠痛兩三天，然後不藥而癒。這表示，肌筋膜適應了新的挑戰，有助於預防或降低下一次的全身痠痛感。詳細內容請見下述肌筋膜訓練原則及本書第 3 章內容。最新資訊顯示：肌筋膜研究已經改寫了某些理論，並提出運動痠痛的新處方。另外，肌筋膜研究也告訴我們預防運動後痠痛的方法：維持肌筋膜健康有活力，運動痠痛不會找上你！看，這又是一個鼓勵大家鍛鍊肌筋膜的好原因！

訓練肌筋膜的目的

訓練是為了：

- 最佳化動能儲存容量
- 讓伸展與張力更具彈性
- 讓肌筋膜線功能「零障礙」
- 讓肌筋膜網絡與波形結構保持年輕
- 讓肌肉與肌筋膜共同體能夠迅速再生

肌筋膜訓練須知

　　肌筋膜訓練和肌肉訓練並不能劃上等號。雖然許多常見的肌肉訓練也會包括訓練肌筋膜的動作，但這並非通則，而且肌肉訓練也沒有辦法鍛鍊到各種不同類型的肌筋膜。除此之外，肌肉肌筋膜需要特別類型的訓練，藉以促進其修復再生並維持活力。許多肌肉訓練只重視增加肌力，並未考量肌筋膜類型與任務分工的差異，也忽略了個人的運動習慣。例如，只透過舉重或其他片面的練習動作並無法促進肌腱等肌筋膜組織再生、更新或水分交換。密集的力量訓練的確可以增加肌筋膜組織當中的膠原蛋白生成量。肌肉強化會連帶提升肌筋膜功能。「強將手下無弱兵」，發達的肌肉組織也需要強壯的肌筋膜。因此，膠原纖維會逐漸變得堅韌，在組織裡的數量比率也會提高。單項運動負荷之後，如果缺少緩和動作平衡，甚至可能降低身體靈活度。例如：環法自行車賽選手如果只拚命鍛鍊小腿腓腸肌與大腿肌肉，可能會導致胯部僵硬。跳舞、體操、摔跤及田徑等運動選手則必須在各方面都顯得身手敏捷，因為這些運動必須呈現力道、靈敏度以及全身的協調能力。在我們一般人的日常生活當中，更必須能夠活動自如，而且全身的協

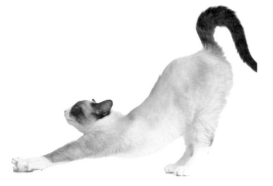

調感也要好。如此，才能夠保護
自己不受傷，並且減少日常活動
對身體造成負擔。

喵星人的伸懶腰動作。這個直覺動作可以鍛練
肌肉與肌筋膜。主動伸展身體之後，再搭配肌
肉收縮動作。

■ 如何訓練到肌筋膜？

　　研究指出：一般的運動練習與肌力訓練並無法真正鍛鍊整個肌筋膜組織。這
與肌筋膜纖維的排列以及肌肉的位置有關。肌筋膜圍繞在肌肉外側，結構並不一
致，可能是一整片或是一層膜，纖維走向也不同。肌筋膜纖維的走向包括：

- 與肌肉方向平行
- 與肌肉方向垂直
- 與肌肉方向一致，位於肌肉前方或後方，例如連結骨骼的肌腱纖維走向就
  與肌肉纖維走向相同

　　與肌肉平行的肌筋膜組織，指的就是「肌束膜」與「肌外膜」等環繞在肌肉
纖維旁邊的結締組織外膜。一般肌力訓練無法鍛鍊到這些肌筋膜組織，但肌筋膜
健康操可以做到，並可提高肌筋膜的新陳代謝作用。除了伸展動作之外，肌筋膜
訓練操還包括特殊的肌肉拉伸練習。

　　伸展動作並不等於肌力鍛鍊。放鬆的伸展運動可以鍛鍊肌肉與肌筋膜，因此
是肌筋膜健康操的固定練習動作。另外，還必須搭配收縮肌肉的伸展動作，亦即
在伸展狀態下迅速收縮肌肉，就像「貓伸懶腰」等伸展動作。

　　本書的肌筋膜訓練包括肌力表現、主動拉伸與被動拉伸動作。同時，也強調
訓練動作的多元化。這表示：我們的訓練不僅能讓肌肉裡面的肌筋膜，也能讓環
繞在肌肉外圍的肌筋膜組織一起「動」起來！

非自動化：肌肉與肌筋膜訓練

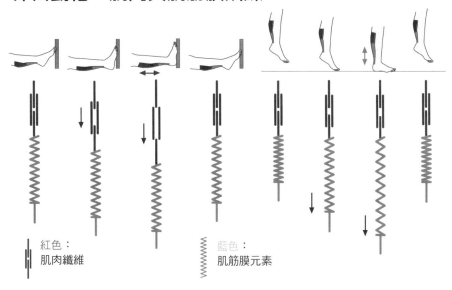

紅色：
肌肉纖維

藍色：
肌筋膜元素

　　左側四張圖顯示傳統訓練時小腿肌肉的變化。用腳抵住木板是經典款的小腿肌力訓練動作。模型圖當中，紅色代表肌肉。肌力訓練會讓肌肉的長度與厚度出現變化。以藍色波紋代表具有彈性的肌筋膜結構。圖形顯示：肌筋膜的長度維持不變。也就是說：這項動作無法活化肌筋膜。

　　相反的，右側四張圖顯示藍色部分出現了變化，亦即肌筋膜長度有改變。彈振與跳躍動作有助於訓練肌筋膜彈性。圖中可以看到肌腱被拉長。

　　在這個例子中，阿基里斯腱接收到訓練刺激，然後就像具有彈性的溜溜球一般變長變短。肌腱就是需要這種類型的訓練動作，以便隨時承受走路或跑跳壓力。

肌筋膜需要伸展與鍛鍊

　　下列圖片顯示在不同動作與肌肉張力狀況下的肌筋膜組織。首先是肌肉裡面的情況：圖片裡面藍色代表肌筋膜與其纖維，它們環繞著肌肉，在肌肉內走向固定。

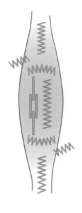

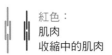

| 紅色：
肌肉
收縮中的肌肉 | 藍色：
肌筋膜
伸展中的肌筋膜 |

　　靜止狀態下肌肉與肌筋膜纖維的走向：藍色圖形顯示有直向、縱向以及串併在一起的肌筋膜元素。圖中的肌肉與肌筋膜組織皆呈放鬆狀態。

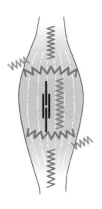

　　重量訓練會改變肌肉狀態。以二頭肌為例，請留意藍色的肌筋膜組織。彎屈手肘舉起啞鈴的動作會引起肌肉收縮，肌肉會變短、變寬。圖中可見二頭肌突起，橫向的肌筋膜會被伸展拉長。肌腱及其所包括串併在一起的肌筋膜纖維，同樣也會處於張力狀態。

　　跟肌肉走向平行的肌筋膜，亦即在肌肉裡面的肌筋膜，也就是肌束膜與肌內膜等肌肉纖維外面的肌筋膜。它們不會被伸展到。

　　但是肌筋膜組織也需要進行新陳代謝，也需要成長茁壯。如何達成這些目的呢？一部分可透過伸展動作，另外一部分則需藉助特殊的肌肉張力狀態。

　　在此用下列兩圖來解釋：

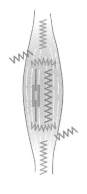

　　被動地伸展肌肉就像在做一般拉伸動作。圖中的肌肉被拉長，但並未變厚，因為肌肉並未收縮。粉紅色標記顯示：肌肉並未緊繃。但是，與肌肉纖維走向平行的肌筋膜組織會被伸展開來。

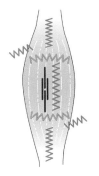

　　伸展動作形成肌肉張力。肌肉伸展開來。紅色與藍色元素都出現變化。幾乎所有的肌筋膜都接受到刺激，進入張力狀態。

■健康肌筋膜與優質鍛鍊操的特點

　　肌筋膜健康操的宗旨在於：鍛鍊全身的肌筋膜組織具備全方位的功能。既健康又訓練有素的肌筋膜組織究竟具備哪些特點呢？茲述如下：

　　1. 兼具韌性與彈力。

　　2. 如竹子般能夠彎曲。

　　3. 如繩索般不易斷裂。

　　4. 讓人類如同羚羊般具備彈跳能力。

肌筋膜訓練可以

- 提高肌腱與韌帶的承載力。
- 避免髖關節及椎間盤摩擦所造成的疼痛感。
- 保護肌肉組織。
- 讓身形年輕窈窕。

對日常生活而言，肌筋膜訓練的優點俯拾皆是：

- 讓肌肉運作更有效率。
- 大幅縮短細胞更新所需要的時間，讓人更迅速恢復體力，很快投入下一場訓練。
- 提高體能表現。
- 改善動作歷程與協調能力。
- 狀況良好的肌筋膜組織能夠保護我們，減少受傷、疼痛與疾病。

　　你出現了脊椎疼痛、肩頸痠痛、肘關節障礙、腳後跟骨刺以及其他一些令人煩惱的健康問題嗎？你可能是因為肌筋膜受傷、排列脫序或者沾黏了。出現上述癥狀時，應該先檢查肌筋膜狀況。例如，五十肩或是腳後跟骨刺的「唯一原凶」就是肌筋膜組織。這些健康問題指出：肌筋膜使用不當或使用過少，都會讓肌筋

膜的健康亮起紅燈。

■ 人類動作的極致

　　不論是馬戲團的特技表演、體操、西洋劍、柔道比賽實況，或是徒手攀爬高樓的驚險畫面，在在都令人嘖嘖稱奇。

　　人類動作簡直超乎極致，遠勝於其他物種。人類的確是唯一具備「知覺統整能力」的生物。遠古人類的老祖先在枝椏間盪來盪去，後來進化成用兩條腿行走跑跳。而且基於反作用力物理節能機制，人類能夠長時間徒步行走。這凸顯出人類動作的多元化特色。另外一方面，人類和動物一樣都必須對抗地心引力以及慣性定

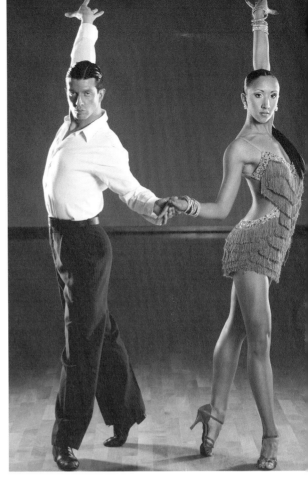

完美協調：舞伴之間配合得天衣無縫

律。羅夫按摩技法創始人伊達‧羅夫甚至以人體與地心引力的關連性為主軸來發展人體力學結構及動作理論。

　　簡而言之，我們不僅與其他動物一樣必須對抗地心引力，甚至還進化成能夠做出許多不同的動作。這兩項特點缺一不可。一旦缺少，身體便會退化或生病。缺少鍛鍊的身體容易讓肌肉、骨骼及肌筋膜組織都跟著退化、出現疼痛現象，甚至導致受傷。現代人的生活方式鍛鍊過少，完全不符合人類物種的活動量。老年人的活動量尤其明顯不足。或許你會認為：有些能力即使退化也無傷大雅，因為生活在科技時代的我們已經不再需要這些能力了。但是，正如德國柏林自由大學醫學院院長康特教授（Detlev Ganten）所言：你我身上沿襲著石器時代的人類基因。四體不勤或活動量不足可能導致過重、新陳代謝症候群、心臟病、關節疼

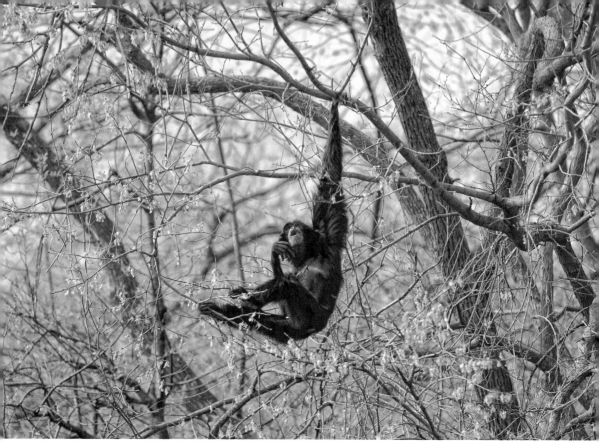

黑猩猩變換著動作，在地面與枝椏間暢意悠遊。

痛、椎間盤退化、關節炎或發炎等不良反應。活動量對心理層面的影響更是不容
小覷。研究已經指出：活動量不足與憂鬱及失智之間似乎具有關連性。目前大家
已經越來越瞭解，運動對於心理健康及認知功能促進的正面效果。

　　大家都心知肚明，不運動一定會自食惡果。但是，運動型態必須符合我們的
物種。必須讓整個身體一起動起來，強調平衡、協調、靈活度、活化肌筋膜線，
並且提升肌筋膜功能。另外，運動方式不僅是「天然ㄟ尚好」，還要富有變化。
「閒置理論」（unused arc theory）認為人體尚有可以發揮的空間。他們相信：唯
有符合人類物種需求的多元化運動型態，才能夠保障我們健康久久，避免關節炎
找上門。根據科學家的觀察發現，人猿除了偶爾蹲坐或爬行之外，多半在樹上攀
爬、吊掛、擺盪及跳躍。牠們的捉握力很強，能夠支撐全身體重。這些動作必須
使用全身所有的關節，並以最大幅的動作極盡伸展與運動之能事。

　　閒置理論認為：因為人類的直立行走方式、鞋具的使用與現代人久坐的生活型態，導致關節無法得到最大幅伸展、活動能力受到限制，這些終將引發疾病。例如手指骨關節炎，若以關節負擔過重來解釋顯得非常牽強，目前仍然病因未明。這看起來比較像是關節活動不足所造成的軟骨發炎問題。現代人太少用手捉握，活動方式也不符合人類物種，導致關節大崩壞。

　　關節炎的病程發展可以驗證一部分的閒置理論。例如：髖關節關節炎首先出現在閒置的關節邊緣部位，然後才慢慢在受力的股骨頭部位形成發炎現象。因此，這也許並不是關節磨損，而是人類演化成雙腳行走之後，骨盆腔骨骼活動受限，活動量不符合物種需求所導致。醫界目前已經接納這種想法，因此建議關節炎病患多運動！

　　再者，醫院與復健單位紛紛設置攀岩場地。攀岩有助於改善骨骼問題。這不啻為另一項支持閒置理論的間接證據。

　　演化賦予人類特定的活動模式。攀爬動作乃其中之一。攀爬時，必須動用許多肌肉與韌帶。上臂高舉過頭的時候，也必須搭配肩頸肌肉。另外，也需要身體的協調能力。攀岩訓練有助於改善背痛，並可協助脊椎患者的術後復健。對於中風、多發性硬化症以及恐慌症患者來說，攀岩運動也具有相當不錯的療效。

　　除了在醫療復健領域的應用之外，攀爬運動已在日常生活與運動趨勢方面蔚為風潮。到處都可以看見攀爬場地，彷彿大人專屬的遊樂區。連銀髮族都可以來親身體驗，盡情享受「飛簷走壁」的樂趣。從肌筋膜研究觀點而言，攀爬是「一級棒」的運動！我家附近的公園裡也有攀爬架等運動器材，一有空我就會去那裡鍛鍊筋骨。尤其會仿效練習大猩猩動作（請見第 19 頁照片）。對我個人而言，在實驗室裡待了一整天或是長途搭車之後，這種運動有助於消除疲勞。

■正確的肌筋膜網絡訓練法

　　綜合上述，肌筋膜訓練必須包含多元化的訓練刺激，以便訓練不同功能的肌筋膜。此外，整體的肌筋膜網絡不僅需要鍛鍊，也需要適當的保養與照顧。肌筋膜是天生的「行動派」，喜歡伸展、機械性質的伸拉、擠壓動作，以及滾壓動作。第 3 章將深入探討肌筋膜健康操。不論是滾球動作或是利用泡棉滾筒，都會

退休銀髮族在公園裡使用健身器材。**連科學家都想來研究這股新風潮。**

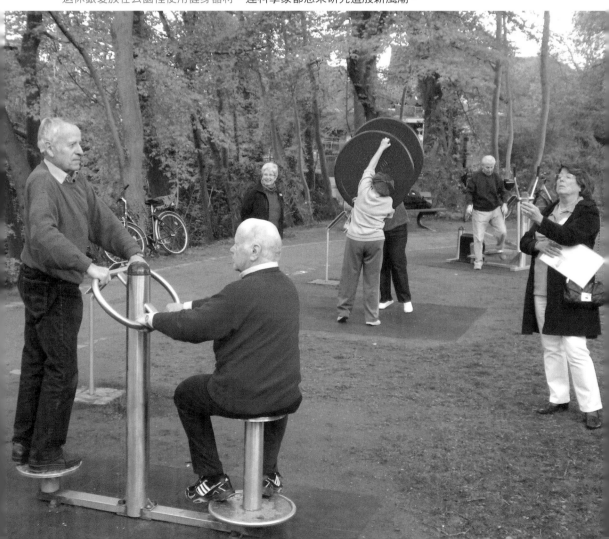

像擠海綿一樣擠出肌筋膜組織裡的水分，達成水分交換目的。這類的按摩方式有助於改善運動後肌肉緊繃與痠痛現象。

　　肌筋膜訓練還包括另一個重要元素：活化肌筋膜的感覺功能。之前曾提過：肌筋膜相當於人體內最大的感覺器官。基本上，動作就是處理來自於肌肉、骨骼與肌筋膜的感官資訊。肌筋膜訓練必須鍛鍊感官感覺。這種訓練並非制式死板的練習。除了動作之外，感官刺激與覺察應該充滿樂趣並且讓人覺得舒服。有趣舒服的感官刺激又可以循環回來提振感覺感受，甚至提高訓練效果。

小結論

肌筋膜訓練包括：

- 多元交替的動作
- 肌肉訓練
- 最高的彈力位能
- 全身肌筋膜線的訓練
- 符合人類物種需求之運動模式
- 保養與再生
- 伸展與按摩等溫和且持續刺激
- 感官刺激與身體覺察。

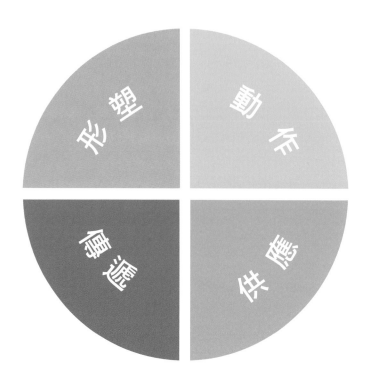

肌筋膜訓練的 4 大面向

　　多元化的肌筋膜訓練遵行 4 大原則，分別呼應肌筋膜的 4 大基本功能。本章曾提及此議題。針對這 4 大基本功能，我們發展出肌筋膜訓練的 4 大面向，分述如下：

每種基本功能分別搭配一種特定的練習類型。

基本功能：

　形塑　＋　動作　＋　傳遞　＋　供應

訓練：

　伸展　＋　彈振　＋　覺察　＋　活化

我們特別選定這個圓形圖示，以它來代表 4 大功能的整體性與連續性。中間

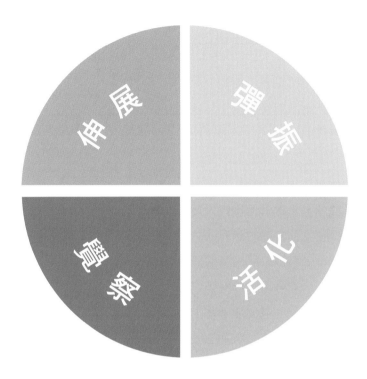

的十字明顯劃分出肌筋膜訓練的 4 大面向，亦即：肌筋膜訓練必須包括這 4 大類型的練習動作。它們各具特色，必須個別加以訓練。但它們又構成一個整體，因此必須顧及所有類型的動作，以便活化各種不同種類的肌筋膜組織、訓練深層肌筋膜以及肌筋膜長鏈。

　　這個圓形圖示將一直陪伴大家進入第 4 章。它將解釋：

- 練習動作所隸屬之肌筋膜功能、
- 健康問題所涉及之肌筋膜功能、
- 以及應當提供之訓練刺激類型。

　　我們會以特定顏色標註圖示內的格子。以下將介紹肌筋膜訓練的 4 大面向與 4 大基本功能之間的對應關係。

1. 伸展訓練的基本功能：形塑

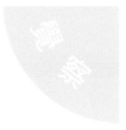

　　肌筋膜之機械特點在於形塑，而伸展動作有助於促進形塑功能。許多動作都能夠帶動肌筋膜自然伸展。肢體延展動作，更是活化肌筋膜線的最佳選擇。數百年以來，運動訓練裡絕對少不了伸展運動。舞者與特技人員一定得練習伸展。伸展操的確有助於提高身體柔軟度，有益於肌肉及關節健康。多年來的研究發現，伸展動作的好處還不止於這些。瑜伽運動在全世界都得到成功的迴響，它的基礎就在於伸展肌筋膜。徐緩、放鬆肌肉的瑜伽伸展動作要求練習者在動作上停留久一點的時間。深入伸展，才能夠達成降低血壓與心搏數目等生理效果。肌筋膜經過伸展後，將訊號傳送給自律神經系統的副交

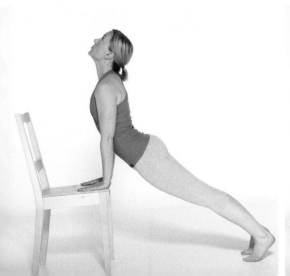

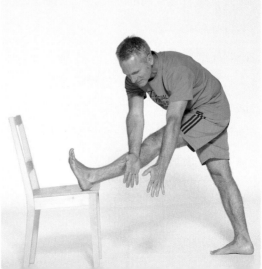

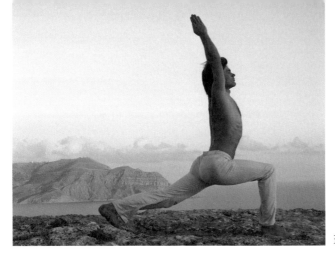

瑜伽也能夠鍛鍊肌筋膜

感神經。副交感神經啟動之後，身體才能真正充分放鬆。這才是瑜伽冥想能夠紓壓、安定身心靈的幕後主因。

伸展肌筋膜的功效，還不只這些呢！動物實驗指出：伸展動作能夠降低老鼠背部發炎所產生的疼痛感。科學研究也已經證實：瑜伽，尤其瑜伽的伸展運動，有助於舒緩人類的背痛。一項美國的背痛復健研究指出：瑜伽伸展運動的效果與傳統的背部肌肉訓練效果不分軒輊。這使得瑜伽聲名大噪。德國健保局目前也給付背痛患者的瑜伽課程費用。第 4 章會詳細描述這項研究。

上世紀 80 年代裡，伸展運動因為受到各家理論衝擊而陷入困境。伸展可分為「動態伸展」與「靜態伸展」兩大類。彎腰以手指碰地、迅速彈起恢復原來的姿勢，這屬於動態伸展動作。靜態伸展動作則是徐緩、停留在某個姿勢一段時間、不迅速彈起恢復原姿勢。數百年以來，體操選手及舞者的練習內容偏向於動態伸展。80 年代流行在運動前先做一些靜態伸展操，當作暖身動作並預防受傷。因為這股流行風潮，有些學者便建議廢除動態伸展，認為它容易導致受傷。後來才發現，運動前靜態伸展練習的效果從未獲得科學證實。於是，動態伸展又再度被納入運動課程裡。

肌筋膜觀點可以接受這兩大類的伸展動作。因為它們分別適用於不同生理結構的肌筋膜組織，並帶來不同的功效。我們不贊成只單獨伸展某一塊肌肉。本書的肌筋膜健康操希望能教導大家做全身肌肉訓練以及伸展練習，並且能享受其中的樂趣與創意！這些練習動作並不困難，卻能夠幫忙大家強化肌肉肌筋膜系統。一些耳熟能詳的伸展動作經過改編之後，更適合用來鍛鍊肌筋膜。

2. 彈振訓練的基本功能：動作

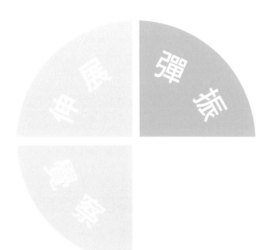

　　彈跳或是擺動上半身等彈振練
習能夠提高肌筋膜彈力位能的儲存能
力。對於肌筋膜的動作功能來說，這
一點非常重要。彈振練習適用於所有
的肌肉肌筋膜組織，尤其是肌腱。彈
振訓練應用張力動能原則，透過彈性
反作用力來達成動作。

　　其中之一就是所謂的「初始張
力」。如同標槍選手先舉起標槍、往
後拉，讓肩關節肌腱與肌筋膜充滿力
量。在日常生活中，我們有時候需要提起重物，或是彎腰之後再打直腰桿，那個
當下就需要肌筋膜與初始張力。全身的彈振訓練並未限制方向，有助於活化肌筋
膜線。

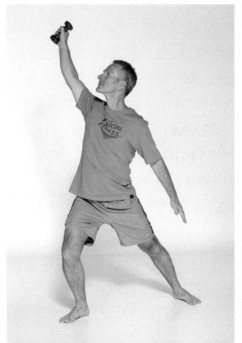

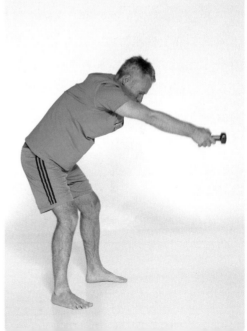

3. 活化訓練的基本功能：供應

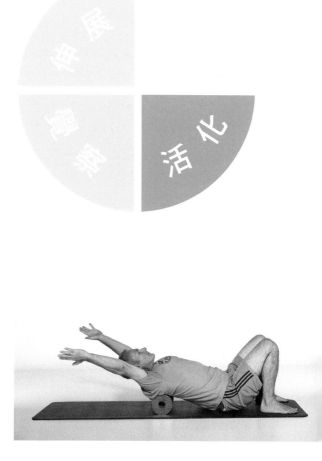

　　本書的肌筋膜活化訓練採用自我按摩形式。可以利用泡棉滾筒，或用網球或橡皮球做為按摩工具。

　　活化訓練的共同點是：透過按摩對肌筋膜組織施壓。首先純粹是物理機制，透過壓力在肌筋膜部位做水分交換。起先肌筋膜組織彷彿吸飽了水的海綿一般，受壓之後，水分會被擠壓出來，連帶一同排出新陳代謝廢物與淋巴液。之後，新的水分將流入肌筋膜組織內。這不僅能夠促進新陳代謝作用，還可以改善肌筋膜與所屬器官部位之養分供給狀況。局部受壓之後，肌筋膜組織得到活化，進而達成供應養分的基本功能。徒手物理治療方式正好能夠打造這些效果。肌筋膜喜歡剛剛好的推拿力道以及彷彿擠壓海綿一般的按摩動作。持續、緩慢，而且能夠放鬆局部的力道，就是肌筋膜的最愛。這些正是羅夫按摩、骨療法及肌筋膜放鬆術（Myofascial Release）的技法。本書第 1 章曾經提過：「機械感受器」感受外力之後，會將訊息傳向自律神經系統以及肌肉。因此，拿捏恰當的力道有助於降低肌筋膜及肌肉局部張力，甚至解除局部緊繃與沾黏現象。

　　肌筋膜按摩活化訓練有助於促進組織再生。按摩不僅讓人覺得舒服，還能提高身體動作的靈活度。不論是按摩、激痛點按摩、Black-Roll 肌筋膜放鬆按摩訓練或其他種種，近來社會大眾對於這類服務的需求量大幅攀升。本書的肌筋膜活化練習動作利用泡棉滾筒，屬於日常訓練。當然也可以自己替自己按摩。這不僅能夠消除緊張、減緩疼痛，還可以改善運動後的痠痛狀況。

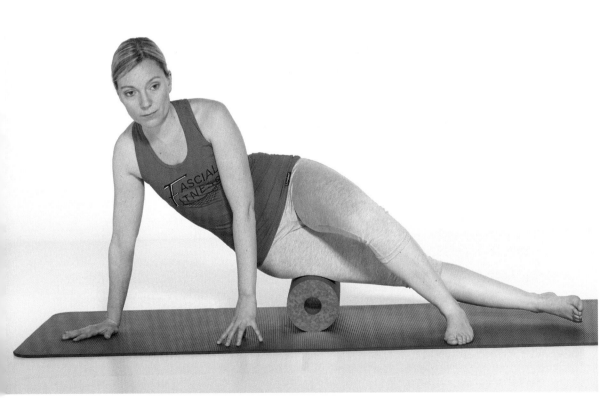

4. 覺察訓練的基本功能：傳遞

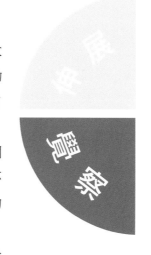

　　本書第 1 章曾經指出：對於大腦及動作而言，覺察自己的一舉一動具有相當重大的意義。身體意象及自我身體形象等議題，逐漸受到體育、運動訓練科學，甚至心理學研究的關注。現代生活型態導致我們活動量不足，這個背景條件更加凸顯出覺察的重要性。因為它可能引發神經疾病，甚至造成心理問題。例如針對「具身認知理論」（Embodiment；主張生理體驗與心理狀態之間有著強烈相關性──譯注），目前已有許多相關研究。

　　以肌筋膜健康操為基礎，學習去覺察感官刺激，並且練習強化感官感覺。例如將注意力集中在非常細微的動作上，或者去留意方向及位置上的少許變化。覺察練習可以充滿變化，不需死板刻守成規，另外還可以「寓教於樂」。這就好比將身體當作樂器，細細品味其中細微的差異。透過肌筋膜的中介角色，這些練習能夠強化我們對於動作及協調力的覺察能力、改善身體健康狀況，並提高動作靈敏度。切記：練習時不可分心，必須仔細去覺察自己身體當下的變化。唯有如此，才能讓大腦記住覺察學習成果。這樣的覺察訓練才能夠促成真正的改變。

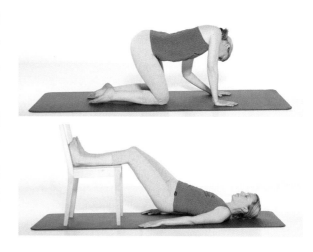

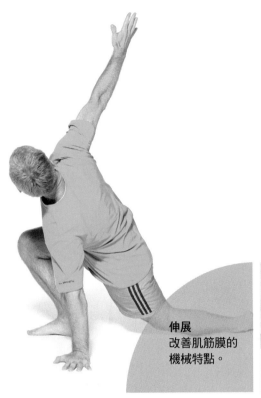

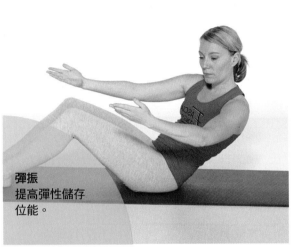

伸展
改善肌筋膜的
機械特點。

彈振
提高彈性儲存
位能。

肌筋膜訓練原則

活化
透過水分交
換，促進組織
再生。

覺察
激發本體知覺與
深層感覺。

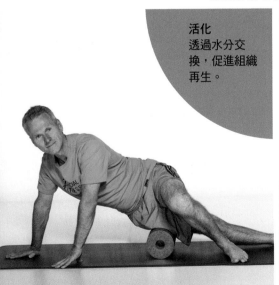

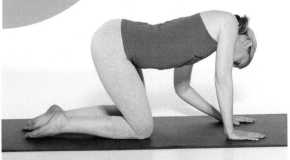

練習開始前，先確定自己的肌筋膜類型

　　看了這麼多理論基礎之後，你一定摩拳擦掌正在準備開始吧？訓練前，請先完成以下測驗，確定自己的肌筋膜類型。每個人的肌筋膜結構並不相同，彷彿一把尺上面的不同刻度。有些人天生擁有非常軟 Q 的肌筋膜組織，有些人的肌筋膜則顯得強壯堅韌。正因為這些與生俱來的肌筋膜特色，容易導致身體出現不同的痠痛情況或病症。這也造成了訓練方面的限制。如同直尺的兩端，肌筋膜組織亦可分為下列兩大類。

　　這是兩個完全相反的肌筋膜類型，分別為：

- 「肌肉型」：這類人擁有堅韌的肌筋膜組織。像維京人一樣，肌肉強壯緊實。
- 「軟 Q 型」：這類人擁有鬆軟的肌筋膜組織。彷彿靈活的動物或是舞者，動作敏捷、優雅。

　　這兩種類型完全正常，出現比率不相上下。「肌肉型」以男性居多，女性偏向屬於「軟 Q 型」。這與男女生理結構差異有關。

- 男性肌肉量較多、肌肉也比較強壯，因此擁有比較強壯的肌筋膜。
- 與女性相比，男性的皮下脂肪組織較為緊實。
- 懷孕與生產時，女性骨盆必須擴大，韌帶必須拉開伸展。有鑑於此，女性的肌筋膜結構比男性柔軟。
- 與男性相比，女性往往擁有比較多的皮下脂肪。脂肪類型也不相同。這是為了預備懷孕與哺乳的先天機制。

　　不過，當然也有例外。一些女性擁有比較堅韌的肌筋膜組織，屬於「肌肉

型」。有些男性柔軟度超高，則屬於肌筋膜「軟 Q 型」。從兒童身上，就可以看出身體柔軟度的差異。身體柔軟的小孩可以很輕鬆地做到一字馬動作，柔軟度較差的小孩可能需要重複練習，甚至永遠無法完成劈腿動作。芭蕾與體操選手多半天生筋骨柔軟，但也需要大量肌力。肌筋膜「肌肉型」的男性通常肌肉發達，較常從事舉重或摔角等運動。男性舞者或男性體操選手，則比較傾向於肌筋膜「軟 Q 型」。柔軟度就像連續的直尺刻度，有人屬於極端類型，有人則偏向於中間「混合型」。

　　肌筋膜類型與可能的罹病種類有關。例如：肌筋膜柔軟者比較容易出現橘皮組織、妊娠紋，或是椎間盤突出等病症。肌筋膜堅韌的「肌肉型」則比較容易受傷導致阿基里斯腱斷裂、受傷後疤痕較深，或罹患所謂的「維京人氏症」，也就是他們手掌上的肌筋膜組織出現不正常的肥厚增生現象，造成手掌皮膚向內攣縮、形成突起。嚴重時，甚至會導致手指變形。這種結締組織病變屬於纖維瘤病（Fibromatosis），雖然不是惡性腫瘤，卻令人非常不舒服。會得到維京人氏症是因為在合成過程中，肌筋膜內部膠原蛋白出了問題，導致原本負責傷口癒合的成肌纖維細胞過分活躍。在維京人氏症患者當中，男性的數目約為女性的 2 至 8 倍。另外，「肌肉型」也比較容易罹患五十肩。相較於手掌部位的纖維瘤病，足部也可能出現結締組織的硬化病變。偏向於肌筋膜「肌肉型」者較易罹患醫學上所謂的「足底纖維瘤病」（Morbus Ledderhose）。

　　誠如上述，「肌肉型」與「軟 Q 型」各有其優缺點。

　　訓練時，應將這兩種肌筋膜類型列入考量，以搭配變化動作。第 3 章將提到特別針對這兩種肌筋膜類型者的練習建議。

　　現在請做下面的測驗。透過第一項測驗即可確定肌筋膜類型。若是分數不足，請繼續做第二項測驗。

　　第二項測驗結果顯示：許多人屬於「混合型」，擁有中等強度的結締組織，只在身體局部位置上出現僵硬情況。「混合型」者身體柔軟度普通，不易出現橘皮組織，可透過訓練提高其身體靈活度，甚至能夠透過重複練習完成劈腿動作。

軟 Q 型及軟骨功表演者

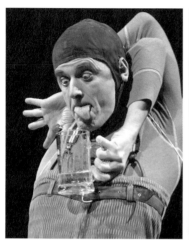

軟骨喜劇演員巴托
（Barto）

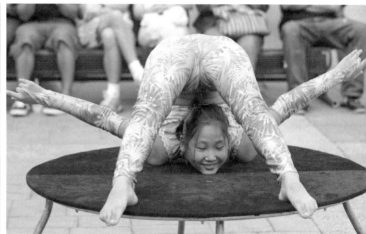

小小年紀的安姆蓉（Enkhmurum）從 6 歲就開始練習
蒙古軟骨功。目前是軟骨功特技表演人。

　　所謂「軟 Q 型」或是軟骨功表演者都從小開始訓練他們天生的超級柔
軟度，尤其學習如何擴大關節的活動範圍，並且有系統地伸展結締組織。

　　透過訓練，他們的身體真的可以變得柔軟無比，而且能把肢體放到
幾乎不可能的位置。馬戲團的軟骨秀令人嘖嘖稱奇。想要學會這套功夫
嗎？不妨加入雜技團，尤其是東方雜技團。軟骨功表演者以女性居多，
不過也有男性。她／他們只是天生筋骨比較柔軟，並非罹患馬凡氏症
候群（Marfan Syndrom）或艾勒斯－丹勒斯氏症候群（Ehlers-Danlos-
Syndrom）等先天結締組織異常的「關節特別鬆弛症候群」。

肌筋膜類型測驗

測驗一：你是「軟Q型」嗎？

圖 ❶ 打開雙腳與肩同寬，彎腰後雙手手掌可以完全碰地？（可以，得 1 分。）

圖 ❷ 可以完全打直手肘並向前伸展？（單側可以，得 1 分。最高 2 分。）

圖 ❸ 盡可能打直膝蓋之後，腳可呈弧形？（單側可以，得 1 分。最高 2 分。）

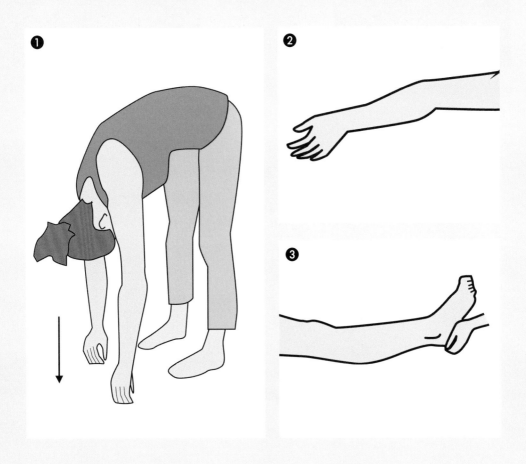

圖 ❹ 大拇指可以往後翻，並碰到手臂？（單側可以，得 1 分。最高 2 分。）

圖 ❺ 小指往後扳，角度可以超過 90 度？（單側可以，得 1 分。最高分數 2
分。）

計分：

最高得分為 9 分。

得分 6 分及 6 分以上者，屬於「軟 Q 型」，擁有柔軟的肌筋膜組織。

分數低於 6 分者，最後兩題總分若低於 2 分，請緊接著做第 2 項測驗。並累
計積分 3 分。

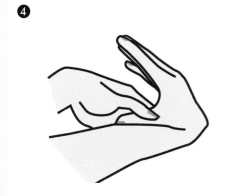

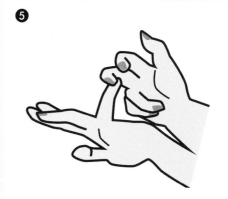

測驗二：你是「肌肉型」嗎？

圖 ❶ 雙手可否在背後交叉互握？（可以，得 1 分。）

圖 ❷ 坐在沒有扶手的椅子上，骨盆與雙腳位置維持不動，整個上半身與頭部是否可以盡量往左右兩方轉到底，轉到 90 度？（可以，得 1 分。）

圖 ❸ 打直身體，坐正。一隻手放在肚子上，以大拇指頂住肚臍。另一隻手放在鎖骨上。下腹部維持姿勢不變，請盡量將頭部往上延伸，當然也可以盡量伸直拉長上半身。延伸長度不超過 15 公分者，得 1 分。

圖 ❹ 雙腳站好，打開膝蓋，嘗試以手摸地。手指尖端與地板距離大於 20 公分者，得 1 分。

圖 ❺ 分腿坐在地上，雙腳角度小於 50 度者，得 1 分。

圖 ❻ 維持坐姿，盡可能舉高單腳，讓膝蓋可以碰到額頭。額頭如果無法碰到膝蓋，單側可給 1 分。

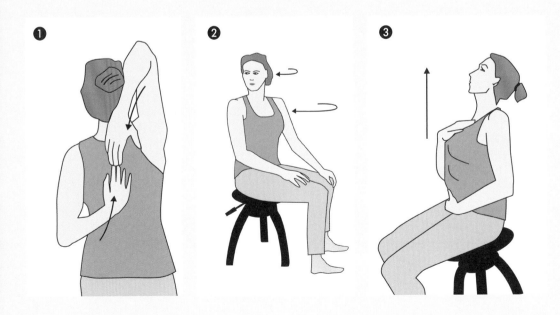

請依照年齡及性別條件，扣除分數。

35 歲以上男性，請扣 2 分。

35 歲以下男性，請扣 1 分。

35 歲以上女性，請扣 1 分。

35 歲以下女性，不扣分。

計分：

5 到 9 分者：屬於非常明顯的肌筋膜組織「肌肉型」。

3 到 4 分者：靈活程度稍微受限。雖接近「肌肉型」，但並未遺傳到壯碩的
身材。身體靈活度受到運動狀況、生命史與遺傳三大因素之均
衡影響。

1 到 2 分者：僅出現局部僵硬情況。並不屬於典型的肌肉型身材。身體靈活
度正常。

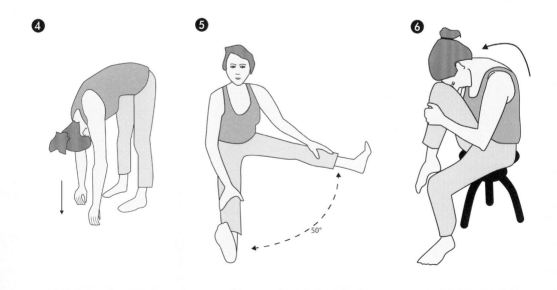

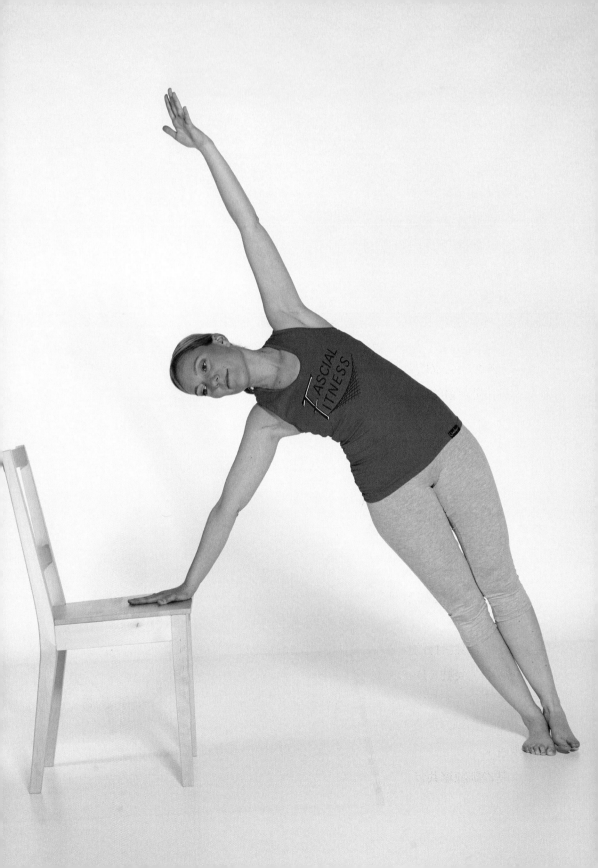

第 3 章

肌筋膜健康操

終於來到肌筋膜健康操的單元了！在與肌筋膜理論的長篇大論奮戰之後，現在是練習的時間了。肌筋膜健康操總共分為以下幾個單元：

● 10 分鐘基礎訓練

● 改善問題部位：背部、頸部、手臂、臀部、足部動作訓練

● 肌肉型與軟 Q 型訓練要訣

● 女性／男性專屬的動作訓練

● 給運動員的訓練指引

● 肌筋膜訓練小撇步——在日常生活中發揮創意

● 銀髮族的肌筋膜訓練

　　肌筋膜健康操的編排設計、文字解說以及示範動作的拍攝，均由肌筋膜訓練師丹妮拉‧麥納（Daniela Meinl）與馬庫斯‧羅斯曼（Markus Rossmann）與本書作者共同協力完成。這兩位肌筋膜訓練師也是圖片中的動作示範。肌筋膜健康操內的動作均取材自肌筋膜健身協會（Fascial Fitness Association）所研發的訓練課程。

　　基礎訓練總共包含 6 個動作，這 6 個動作能夠活化全身重要的肌筋膜線。基

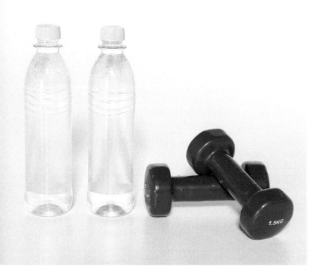

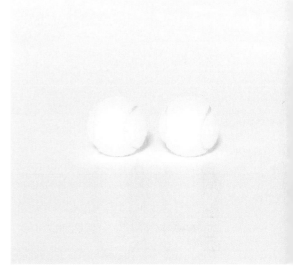

可以用 500 毫升的寶特瓶裝水來代替啞鈴　　　　一般網球

礎訓練的動作簡單容易上手，這些動作每週應該要練習兩次，每次只要花 10 分鐘左右的時間就夠。正因為基礎訓練一輪做下來只需短短的幾分鐘，你可以把這些動作加進既有的健身訓練中一起練習，或是把這些動作當作運動前的暖身操。至於肌筋膜健康操的其他動作，你可以依據自己的興趣，或是希望改善的問題部位，挑選適合的動作練習。

　　在做肌筋膜訓練時有一個很重要的觀念，就是必須把人體的肌筋膜網絡當成一個不可分割的系統來看待，你沒有辦法只針對這個系統其中一個部分，或是單獨一個部位來鍛鍊。事實上，每一個練習的動作都會沿著肌筋膜的張力網絡向外擴散延伸，進而影響到整體肌筋膜系統。相反的，如果體內某處肌筋膜發生問題，或是處於緊繃或糾結的狀態，也會影響到其他部位的肌筋膜。

　　雖然如此，針對一些經常困擾許多人的問題部位，我們仍為大家介紹了一些適合的肌筋膜健康操動作。不過，建議練習者把這些動作當成整體肌筋膜訓練的一環，並以基礎訓練好好打底，為肌筋膜訓練扎穩根基。每週做兩次基礎訓練，

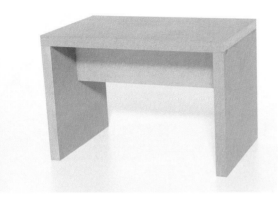

有些動作需要一個高約 20 至 30 公分、穩
固的矮凳來輔助，如果身邊沒有矮凳，也
可以利用階梯來代替。

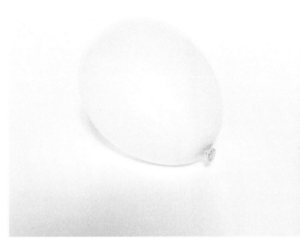

吹好氣的氣球

再搭配做一些其他動作，就能全面性鍛鍊到整體的肌筋膜網絡。把握這個原則，
你必定可以體驗到肌筋膜訓練的功效，受益無窮。

訓練必備道具

　　肌筋膜訓練需要準備一些簡單道具，大部分的道具都是你我身邊唾手可得的
物品，像是椅子、網球、小型啞鈴或裝水的小寶特瓶等。

　　運動用品店裡可以買到啞鈴、重力沙袋以及專門的訓練滾筒及訓練球，不過大
部分的練習都可以就地取材，利用身邊很容易取得的物品來做，初學者不需要特別
添購專業器材。唯一要額外準備的是一種專門的泡棉滾筒，這種滾筒可以在運動用
品店購買，如果你要加入肌筋膜訓練的行列，不妨考慮添購這種滾筒來練習。

　　泡棉滾筒比較不容易找到合適的物品來代替，裝了水的大寶特瓶不夠硬，一
般的球太高太圓，並不適合，其他種類的訓練滾筒對於初學者來說又嫌過硬。至

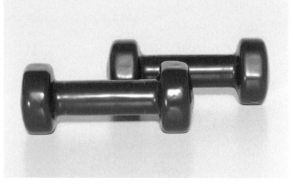
500 克至 1.5 公斤的小啞鈴

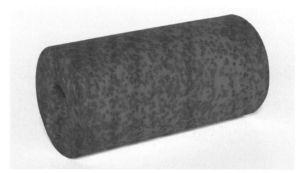
Blackroll 舒緩版按摩滾筒（硬度適中的滾筒）

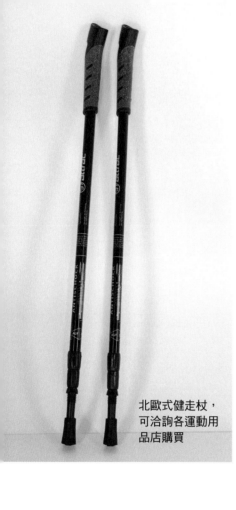
北歐式健走杖，
可洽詢各運動用
品店購買

於游泳用的浮條或是體操滾筒則材質過軟，並不適合肌筋膜訓練的用途。你可以在運動用品店找到各種專門的肌筋膜滾筒。這種滾筒是一種硬式泡棉滾筒，一般也稱作 Blue-Roll、Blackroll、肌筋膜滾筒或彼拉提斯滾筒。肌筋膜滾筒通常有不同的硬度可以選擇，建議初學者從軟硬度適中的款式開始練習。你可以到店裡親自體驗一下，試著用滾筒做一個動作，比如將滾筒放在小腿肚下方來回滾壓，看看哪一種款式、材質硬度最適合自己。試做時，把全身的重量壓在滾筒上，然後觀察施壓的部位是否覺得舒服。合適的肌筋膜滾筒應該像力道適中的按摩一樣，帶來舒適的痠麻感，但不會造成尖銳的刺痛。如果經過幾回合的呼吸之後，你感覺身體組織逐漸放鬆開來，恢復了活力，代表這個滾筒的硬度適合你。

如果你想要規律持續地訓練肌筋膜，還可以選購以下的裝備，讓你訓練起來更加得心應手，這些裝備在運動用品店皆有販售：

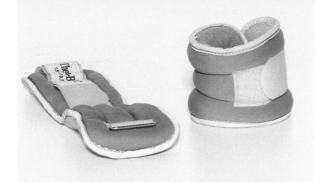

重力沙袋，可洽詢各運動用品店購買

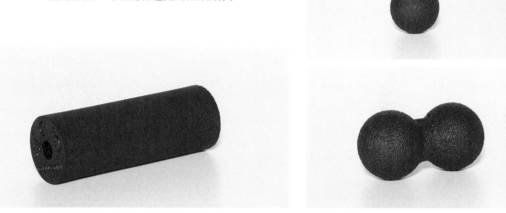

各種肌筋膜按摩滾筒及按摩球，同樣可洽詢各運動用品店購買

服裝與鞋子

　　訓練時，可以像做一般的運動或是瑜伽一樣穿著 T 恤、運動褲或束褲。服裝的材質應具有彈性、舒適且吸汗。訓練時不需要穿鞋，請打赤腳練習。如果是在戶外運動，若環境許可，也盡量赤腳練習，打赤腳能夠提高你的身體覺察力。

　　肌筋膜健康操中有相當多的動作適合在工作時偶爾抽個空練習，即便是穿著西裝或裙裝也不成問題，不過，此時當然不適合做必須在地板上來回滾動的動作。另外，泡棉滾筒會讓衣服起毛球，因此，若要趁工作的空檔練習，請不要選擇需要操作泡棉滾筒的動作。一塊薄薄的瑜伽墊可以方便你練習，不過沒有也沒關係。

訓練前的重要小叮嚀

● 患有疾病者以及年長者須特別留意：每個人都可以做肌筋膜訓練，但是年長者、慢性病患者，例如患有風濕病、身體有發炎症狀或是行動不便的患者，以及剛動完手術或是有急性外傷的病人，訓練前應先諮詢醫師的意見。

● 兒童練習時須有成人陪同：請勿讓兒童獨自做肌筋膜訓練，尤其是在操作泡棉滾筒時，務必在成人陪同下才可以練習。6 歲以下的兒童不宜做肌筋膜訓練。

● 安全至上：訓練前務必要先做熱身運動！尤其是在做彈振的動作前，更要充分熱身，並對身體有敏銳的覺察力，才能保護自己避免受傷。如果你打算自行設計訓練的內容，把不同的動作組合起來練習，請不要一開始就安排彈振的動作，先做一些能夠讓身體熱起來的動作，像是提升覺察力的動作與活化的動作，就非常適合安排在一開始練習。熱身運動能夠喚醒體內的接受器，幫助你了解身體所能負荷的極限。因此，請務必先做熱身運動，再逐漸增加訓練的強度。

● 對於肌筋膜訓練而言，少即是多：請不要過度操練肌筋膜。肌筋膜訓練與肌肉訓練並不相同，勉強自己超越身體的極限對肌筋膜毫無益處。建議依照自己規劃的訓練內容，持續規律地練習。肌筋膜改變的速度相當緩慢，無法立竿見影，不過相對的，改變的效果卻頗為持久。除此之外，在做彈振的動作時請一定要注意，練習的次數不求多，中間要稍做休息。剛開始練習時，每一個跳躍或是擺盪動作只要重複 3 至 5 次即可，然後休息片刻，再繼續做下一輪的動作，如此可以讓身體組織有恢復的時間。

● 專注練習：練習時要全神貫注，注意觀察自己的動作是否輕盈流暢。訓練自己的覺察力，練習時不要分神，也不要邊看電視邊練習。

● 規律練習：很多人在第一次練習時就能感受到顯著效果。如果每週能撥空練習兩次，並且持續規律練習，幾個月之後，肌筋膜結構就可以獲得改善，變得更有彈性，柔軟度更佳，而且效果持久。若能持之以恆練習，兩年之後，全身的肌筋膜網絡將宛若新生，重新相互連結。

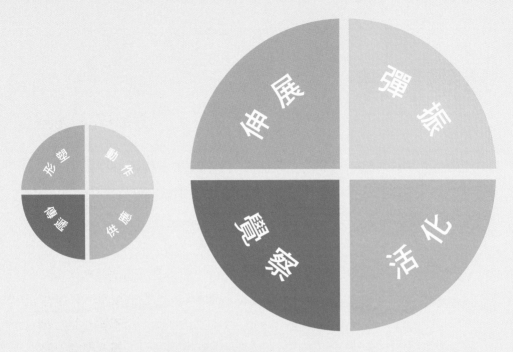

訓練指南：肌筋膜訓練 4 大面向

前一章介紹了肌筋膜訓練的 4 大原則，以及由這 4 大原則所構成的圓形圖。肌筋膜健康操的每個動作都會標示這個圓形圖，做為練習者訓練時的參考。圖中強調的顏色代表動作的類型。透過這個圖，練習者可以很輕鬆地把每個動作分門別類。如果你打算自行規劃訓練內容，請注意你設計的內容應該完整地涵蓋這四大訓練原則。不過不用擔心，只要跟著這個圓形圖走，就可以輕輕鬆鬆挑選出不同類型的動作來互相搭配組合，打造專屬於你的訓練。

肌筋膜的 4 大訓練原則可以對應到第 2 章所介紹的肌筋膜 4 大基本功能：

訓練：

伸展 ＋ 彈振 ＋ 覺察 ＋ 活化

功能：

形塑 ＋ 動作 ＋ 傳遞 ＋ 供應

如果肌筋膜訓練能夠周延地涵蓋上述 4 大訓練原則，肌筋膜的 4 大基本功能就能有效獲得提升，給全身肌筋膜網絡最完美的保養與照護。

基礎訓練

　　每個人在平日中都可以做基礎訓練，尤其是初學者，甚至也非常適合給運動新手與技能不熟練者練習。這一套完整練習可以讓你訓練到好幾條貫穿全身非常重要的肌筋膜線。

基礎訓練小撇步

　　每週只要練習 1 至 2 次，每次大約花 10 分鐘的時間，就能達到最低限度的訓練量。你也可以增加訓練的頻率與時間，依自己的需要每週練習 3 至 4 次。不過要注意的是，做彈振動作時，身體同一部位每週最多練習 2 次，每次練習之間應間隔 2 至 3 天。其他類型訓練動作的練習可以較為頻繁。每週至少有一天讓身體組織休息。

　　操練每個動作的次數不需要太多，只需要挪出幾分鐘時間。你可以利用早上上班前練習，也可以在既有的健身計畫中加進這些動作，甚至可以在工作的空檔練習。基礎訓練也非常適合當暖身運動，例如在跑步前或從事你喜愛的運動之前都可以做。

　　先從暖身動作開始，接著做活絡肌筋膜的訓練及足部運動，最後以背部運動、擺盪運動與頸部運動收尾。

　　做基礎訓練時請務必依照順序練習，這樣能讓你的身體熱起來，並且保護你免於拉傷與受傷。

基礎訓練動作

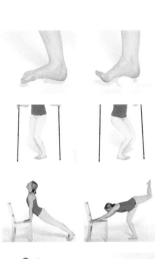

1. 足底滾球

2. 小腿肌與阿基里斯腱的彈跳練習

3. 伸展身體正面與背部肌筋膜線：老鷹飛翔

4. 伸展腰部與身體兩側：老鷹振翅

5. 活化肩膀與肩胛帶：雙臂推牆

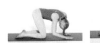

6. 放鬆頸部與背部：蛇形脊椎運動

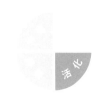

1. 足底滾球

　　基礎訓練的起始動作是個活化動作：把網球踩在腳底來回滾動，按摩足底的大塊肌筋膜，也就是足底筋膜。

　　這個動作能讓足底筋膜重新充滿水分，喚醒各種動作感應器與機械壓力感應器（Mechanosensory）。足底滾球非常適合當作起始運動，也可以做為各種訓練前的暖身運動。

　　足底筋膜位於腳掌底部，由足跟部位延伸至腳趾頭，是人體中最厚的肌筋膜之一。

　　這片很厚的組織也必須有延展性，否則會產生一些常見問題，例如發炎，或是極為疼痛的足跟骨刺。在理想狀況下，足跟墊應稍微能向前滑動，使阿基里斯腱能將受力傳導至足底筋膜，反之亦然。足底滾球的動作能讓足底變得更柔軟，並且能促進肌筋膜內的新陳代謝。這項運動的效用甚至可以往上延伸到背部，許多人在練習之後，彎腰動作變得更容易，而且能彎得更深——試試看吧！

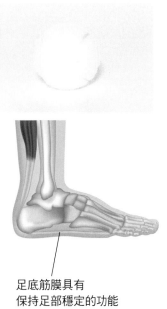

足底筋膜具有
保持足部穩定的功能

■動作分解：足底滾球

❶ 打赤腳站好，一隻腳往前跨出一小步，把網球放在前腳腳底，踩的位置在腳趾頭後方。

❷ 把身體重量逐漸由後腳往前移到球上，慢慢在球上施加壓力，施加的力道要以腳底感覺舒服為原則。這時，你可能會感覺到一種舒適的痠麻感從腳底散發出來，這種感覺很正常，感覺痠痛的點代表這個位置的肌筋膜有沾黏現象。你可以在痠痛處停留久一點，輕輕來回滾動將它推鬆。

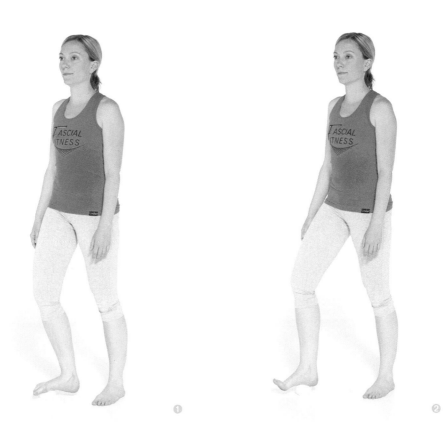

① ②

③—⑤ 接著，前腳以慢動作的速度向前移動，讓球由腳趾頭往腳後跟方向滾動，腳同時繼續施加壓力：腳掌盡量把球包住，讓腳底下的球前後左右滾動一下，使整個足底區域活絡起來。

一隻腳練習完畢後換另一腳練習，兩腳各練習 2 分鐘左右。

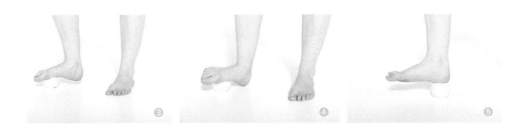

③ ④ ⑤

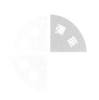

2. 小腿肌與阿基里斯腱的彈跳練習

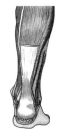

這個小小的彈跳練習可以使用手杖輔助支撐，也可以不用手杖徒手練習。如果要用手杖來輔助，請使用一般的北歐式健走杖。

肌筋膜彈跳練習主要可以訓練到阿基里斯腱。阿基里斯腱是我們走路與跑步時最重要的肌腱，這條肌腱一方面必須要非常堅韌，同時也要有良好的延展性。如果沒有好好訓練，又缺乏充足的養分供應，阿基里斯腱會出現一些毛病，嚴重時甚至會斷裂。

除了阿基里斯腱之外，在我們走路及跑步時，另一條不可或缺的肌腱是小腿後側肌肉腱膜。這條肌肉腱膜是阿基里斯腱的延伸，一直往上延長到接近膝蓋的下方。

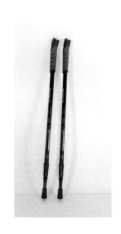

阿基里斯腱與小腿後側肌肉的腱膜

很多西方成年人沒有辦法再像小孩子一樣，可以很輕鬆地蹲在地上，究其原因，常與他們的阿基里斯腱及小腿後側肌肉腱膜過短有關。不過在某些文化裡，蹲在地上就和坐在椅子上一樣稀鬆平常，習慣蹲姿的人，長大後這兩條重要的肌腱仍可以保持良好的延展性。

肌腱訓練不是速成班，沒有辦法今天做，明天就見效，肌筋膜的修復需要花上好幾個月的時間。因此，你可以多做一些跳躍的動作，或是偶爾打赤腳跑步：不管是跳躍、赤腳跑步，或是穿著模擬赤腳狀態設計的赤足鞋慢跑，這些運動對於足部與小腿後側肌筋膜的修復都有相當大的幫助。不過也請不要忘了，請給肌筋膜一段較長的修復時間。

■動作分解：彈跳練習

預備動作：打赤腳做幾個原地踏步的動作，過程中保持專注，腳後跟著地時，稍

微朝地板施加壓力。接著做幾次踮腳跟的動作，速度可以稍微加快些，同時也仔細去感受腳後跟朝地板下壓的衝力。

❶─❷ 首先做彈跳動作：手撐著健走杖輕輕往上跳。跳時腳步放輕，盡量不要發出任何聲音，避免整個腳掌重重落地，也不要用腳後跟大力著地。跳躍的步伐越輕，練習的效果越好！

如果你感覺自己的身體就像皮球一樣，可以輕輕鬆鬆地彈起落下，代表你的肌筋膜非常有活力。跳躍動作只要練習 3 至 5 次即可，然後稍微休息一下再進行下一

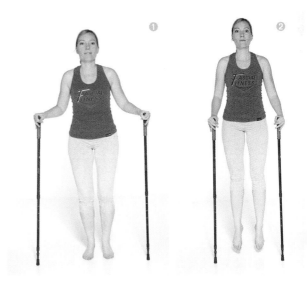

個動作。休息時可以做腳後跟抬起放下的動作，也可以原地踏步。練習之間的休息非常重要，因為在兩次衝擊性動作之間，必須要給身體組織一小段休息時間才能恢復。除此之外，動作時，肌筋膜內的水分會被擠出來，藉由休息，水分能再度回流到肌筋膜內。

❸─❹ 變化動作：兩腳左右來回跳躍，也可以做雙腳旋轉跳。做旋轉跳時，兩腳腳尖輪流向左右兩側旋轉。當你的動作比較熟練後，可以放掉健走杖徒手練習。跳躍時仍然要盡量做到落地無聲。隨著時間進展，你會感受到自己越來越能夠運用腳尖及前腳掌去支撐落地時身體的重量，同時也更能掌握動作的要領。

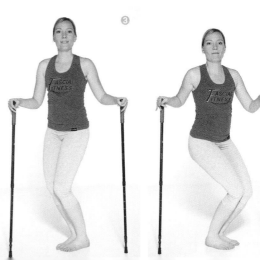

3. 伸展身體正面與背部肌筋膜線：老鷹飛翔

這個動作不僅可以拉伸到大腿後側、臀部及背部的結締組織，對於身體正面的結締組織伸展也有不錯的效果。換句話說，這個動作可以同時活絡正面與背部相當長的肌筋膜線。

經常坐著不動，身體從背部一路延伸到腿部的肌筋膜線常常會過短。下面這個簡單的測試方法，可以讓你知道自己是否

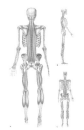
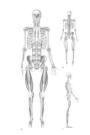

背部淺層肌筋膜線　　　正面淺層肌筋膜線

有相同的問題：兩腳站立，膝蓋打直，身體往前彎，你的手指尖能碰到地板嗎？如果碰不到，代表你大腿後側肌筋膜可能過短。由於腿部到背部薦骨之間的結締組織是相連的，大腿後側肌筋膜過短，會連帶影響到下背部，背痛、髖關節無法活動自如的毛病就容易找上門。

■動作分解：老鷹飛翔

❶ 站在窗台或是一張穩固的椅子前面，中間保持一點距離，兩腳與髖同寬。接著，往後退一公尺左右，兩手伸直放在椅面上，身體重心落於腳掌，手輕鬆的放在椅面上即可。

❷ 把坐骨往後推，一隻腳的膝蓋微彎，同側手臂盡量向前伸直，同時把另一側的坐骨盡量往後推。

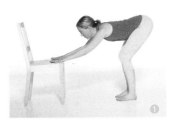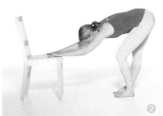

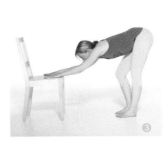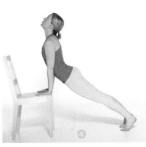

❸ 換邊練習。以各種不同的角度做些伸懶腰及扭轉的動作，讓整個背部可以舒展開來。

❹ 接著做身體正面伸展：背部打直，重心慢慢向前移，同時手肘彎曲，上半身朝椅面方向慢慢向上推起，最後把身體完全伸展開來。伸展時注意要縮小腹，避免因為腹部器官的重量而使得腰椎向內凹，造成脊椎過度前凸。同時肩胛骨兩端要朝骨盆方向往下壓，使肩膀與耳朵之間的距離拉遠。

❺—❻ 接著將背部拱起，身體畫一個圓弧狀回到起始姿勢。

❼—❽ 伸展動作變化：背部往下壓，然後做貓式拱背的動作把背部拱高，接著把一隻腳往後抬高，朝不同方向做曲膝與伸直的動作。

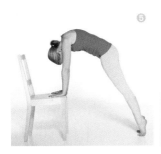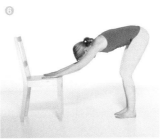

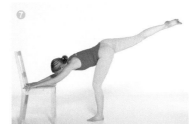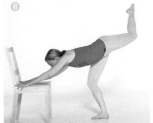

4. 伸展腰部與身體兩側：老鷹振翅

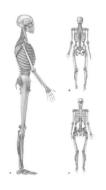

很多人平日習慣長時間坐著不動，久坐不動，臀部、大腿與身體中段部位就容易缺乏足夠的活動量。以下的動作可以幫助你伸展這些部位，同時還能夠活絡身體兩側的肌筋膜線，也就是所謂的側面肌筋膜線。

側面肌筋膜線具有穩定身體兩側的功能。

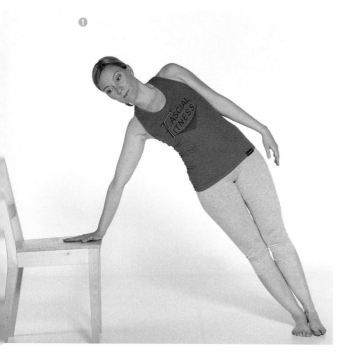

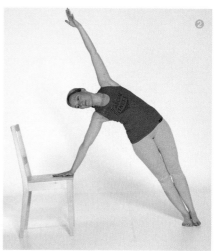

■動作分解：老鷹振翅

❶ 把一張穩固的凳子或椅子緊靠著牆壁放好，確定椅子不會滑動。側身單手撐在椅子上，身體傾斜，兩腳打直，把全身盡量拉長。同時注意腰部不要往下掉，你的下半身應該要保持一直線。

❷ 另一隻手臂往頭頂方向舉高，讓整個身體側面都能繃緊並伸展。

❸─❹ 變換上方手臂的位置，順著手臂的角度與方向嘗試做不同的伸展：身體連著手臂一起向下彎，或是身體朝後擴張。你也可以自創不同的變化動作，試試看吧。

練習時要注意，不要讓腰部往下沉，隨時糾正自己的姿勢。最後，讓身體慢慢回到直立的姿勢，然後換邊練習。

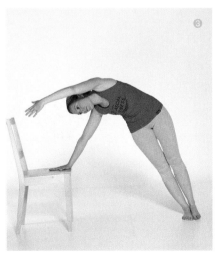
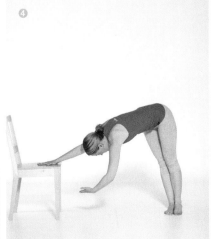

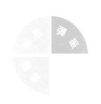

5. 活化肩膀與肩胛帶：雙臂推牆

　　肩膀痠痛是長時間坐在桌前「用功」的久坐族常見的毛病，原因在於人體的設計結構並不適合維持同一個姿勢太久，當我們久坐不動，肌肉就會變得緊繃、僵硬。此外，我們肩膀有非常厚實的肌筋膜，這些肌筋膜與胸部肌肉相連，串連起背部到手臂的肌群，一路往下連接到骨盆腔。這樣的身體結構設計乃是為了讓人類老祖先能在樹上盪來盪去而量身打造。當身體某個部位長期承受過大壓力，自然就容易變得僵硬、緊繃，尤其是伏案工作的姿勢違反了人體工學，更不容易擺脫這些毛病。

　　除此之外，肩關節的肌筋膜也會沾黏，除了會造成肩膀疼痛，嚴重時還可能使肩部變得僵硬、活動困難，也就是俗稱的「五十肩」。相反的，如果肩膀部位經常活動，而且受到良好的鍛鍊，這些毛病就比較不容易找上門。

　　這裡介紹的動作相當簡單，只要有一面牆就可以練習，而且很適合工作時偶爾抽個空來動一動。更棒的是，這個練習能達到多方面的訓練效果，一個動作可以同時鍛鍊你的肩胛帶、腹部與背部，一舉數得。

■動作分解：雙臂推牆

❶─❷ 面朝牆壁直立站好，與牆面保持 50 公分到 1 公尺左右的距離。剛開始練習時，身體與牆之間的距離可以稍微近一些，等練習一陣子以後再把距離拉遠。要注意的是，身體與牆之間保持的距離要讓身體可以往前傾，並且可以讓你用手撐住身體的重量。動作開始前，兩手先用力互相搓揉幾下，喚醒手部的感覺感應器。接著，把手掌放在牆上，感受一下掌心貼牆的感覺。然後兩手施力推牆，這個動作可以活絡肩胛帶的組織。接著對著牆壁做彈跳式的推牆動作，首先把手掌由牆面放開，當身體朝牆壁落下，手再度碰到牆壁時，很有活力地用兩手把身體推離牆壁，這個動作會讓身體像彈簧般在牆壁上彈上彈下。

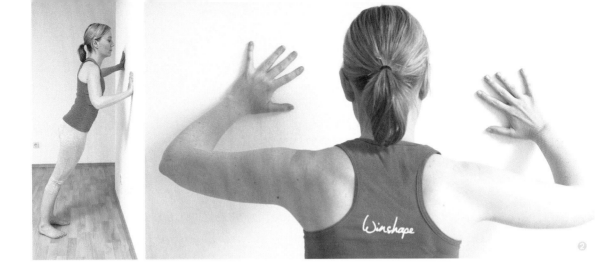

做這個動作時，身體同樣要有像皮球彈跳的感覺；當你把身體推離牆壁時，不必刻意使勁，盡可能把動作放輕，就好像牆壁是張彈跳床一樣非常有彈性，讓你可以在上面輕鬆跳躍，不費吹灰之力。如果這個動作做起來像是在牆壁上做伏地挺身，代表你的肌肉用了太多力量。請運用肌筋膜的彈性來做這個動作，不要用肌肉的力量。你可以把身體與牆壁之間的距離縮短一些，然後試試看在彈起落下中間找到肌筋膜充滿活力、收放自如的節奏。

另外，要注意輕輕收緊小腹，縮小腹可以維持身體中段部位的穩定，還可以避免脊椎過度向前凸。

❸—❹ 反覆練習 6 至 7 次，然後做變化動作：改變手撐在牆上的位置，輪流向左右兩側傾斜。

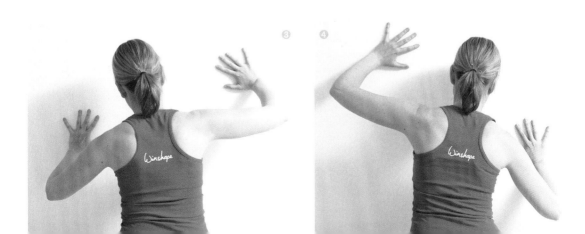

6. 放鬆頸部與背部：蛇形脊椎運動

　　很多人有頸部痠痛的毛病，而且頸部痠痛經常伴隨著頭痛症狀一起出現。這種現象絕非偶然，因為人體頸部肌筋膜會從身體後側一路往上到頭部，再延伸到眉毛位置。由於頸部必須能活動自如，頭部才能靈活轉動，因此，與肩部肌筋膜不同的是，頸部肌筋膜非常柔軟。所以對於頸部肌筋膜而言，強化訓練與靈活度訓練必須雙管齊下，不可偏廢。另外要特別注意，在做任何一種頸部運動，動作一定要放輕、放慢。

■動作分解：蛇形脊椎運動

❶ 跪在地上或是墊子上，手掌撐地，兩膝打開與髖同寬，兩手與肩同寬。

❷ 脊椎開始慢慢做拱起凹下的動作，就好像蛇在扭動身軀：先把胸骨往上抬，脊背拱起，接著，胸骨往下沉。過程中腰椎保持不動，尾骨盡量拉長，動作要流暢而舒適。

❸─❺ 接著，肩膀朝左右兩側來回搖擺，慢慢擴大擺動的幅度，最後做 8 字形的旋轉動作與畫圓圈動作。

❻─❽ 嘗試做些不一樣的擺動動作，你可以朝不同方向與高度擺動，變化擺動的弧度，總共練習 1 分鐘左右。在快要結束時逐漸縮小動作幅度，同時做出細微的動作變化。最後，慢慢恢復成坐姿，然後停留片刻，傾聽一下身體的感受。

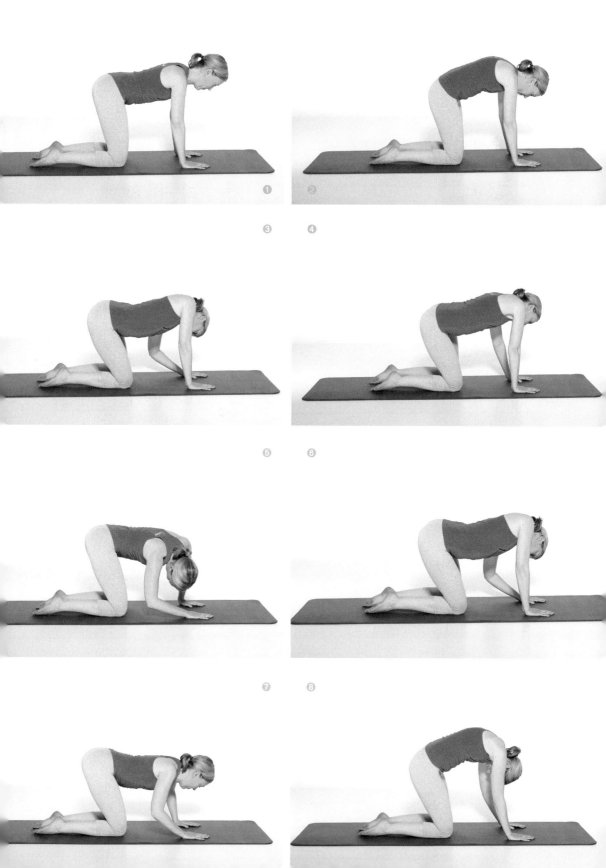

① ②

❸ ❹

❺ ❻

❼ ❽

改善問題部位：背部、頸部、手臂、臀部、足部動作訓練

　　這個單元的動作是針對特定問題部位，或是某些情況下產生的問題對症下藥。但是，練習時請隨時提醒自己，肌筋膜是一個整體的網絡系統，因此，肌筋膜訓練必須是全方位的訓練。你可以把這個單元的幾組動作或是個別動作加入既有的基礎訓練裡一起練習，如此一來，就可以全方位訓練全身的肌筋膜。

問題部位動作練習

1. 背部簡易操
2. 上班族的問題部位：頸、臂、肩
3. 臀部運動
4. 足部與步行訓練

背部簡易操

　　背部簡易操總共有 5 個動作，這五個動作都是針對腰部肌筋膜的訓練，並且完整涵蓋肌筋膜訓練的 4 大面向。背部簡易操可以預防惱人的背痛問題，對於需要久坐久站的人，也是好處多多。

　　這 5 個動作每週可以練習 2 至 3 次，也可以加入既有的訓練裡一起練習。練習時，請依照以下的動作順序，按部就班練習，至少在前面幾次練習時，一定要跟著這個順序來做。

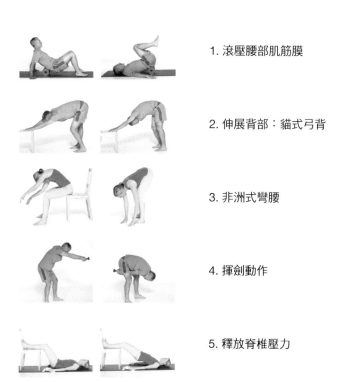

1. 滾壓腰部肌筋膜

2. 伸展背部：貓式弓背

3. 非洲式彎腰

4. 揮劍動作

5. 釋放脊椎壓力

1. 滾壓腰部肌筋膜

　　第一個動作是滾壓，這個動作可以活絡身體組織，促進組織內的液體交換，達到肌筋膜再生及修復損傷的目的。滾壓動作需要用到肌筋膜滾筒。如果你打算經常做背部肌筋膜訓練，肌筋膜滾筒絕對值得入手。除此之外，做大腿及小腿的訓練動作時，肌筋膜滾筒也會派上用場。

■動作分解：滾壓腰部肌筋膜

❶ 坐在墊子或地板上，手臂置於身體後方支撐上半身。接著，抬起骨盆，把按摩滾筒橫放在腰椎下方。

❷ 兩手交叉墊在頭下方，讓滾筒往胸部方向來回滾動。

❸ 接著手臂伸直，打開肩胛帶，用非常緩慢的速度來回滾動滾筒。

❶   ❷

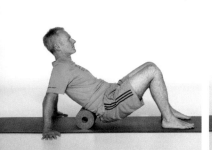
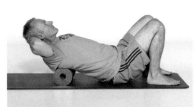

❸

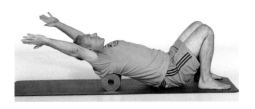

❹ 兩腳抬高，把肌筋膜滾筒放在下背部，動作時意念要專注，並且放慢速度。兩手平放於身體兩側地板上。同時注意背部應該略呈圓弧形，避免背部靠著肌筋膜滾筒的位置過度前凸。

❺—❻ 以慢動作的速度前後左右微幅來回滾動滾筒：透過改變滾筒的位置，可以充分滾壓背部肌筋膜。

當滾壓到痛點時，調整一下滾壓的力道，讓痛點產生既痠麻又舒適的感覺，就像在幫背部做「馬殺雞」一樣，但是一定要避免產生強烈的刺痛感！

如果你覺得平躺著練習難度太高，可以採取站姿，背靠著牆壁練習，用腳來支撐身體重量，可以幫助你更容易控制滾壓的力道。

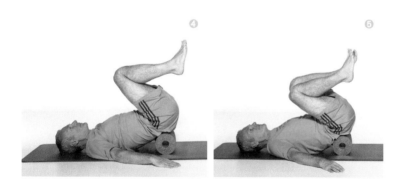

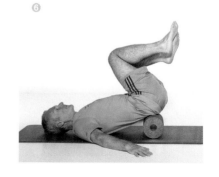

2. 伸展背部：貓式弓背

❶ 準備一張椅子，椅背靠著牆放好，身體往後退約 1 公尺，兩手伸直放在椅面上。如果身邊剛好沒有椅子，也可以對著窗台來做這個動作。身體重心落在腳掌上，手可以輕鬆地放在椅面上。

兩腳分開與臀同寬，手臂伸直，髖關節與腳跟呈一直線。膝蓋慢慢向前彎曲，尾骨向後上方抬高，彷彿貓咪在伸懶腰時把臀部翹得高高的一樣。

❷ 接著，右側坐骨結節向後上方抬高，右膝打直，身體重心移到左腳。同時右手伸直，手指沿著椅面盡量向前伸。

❶

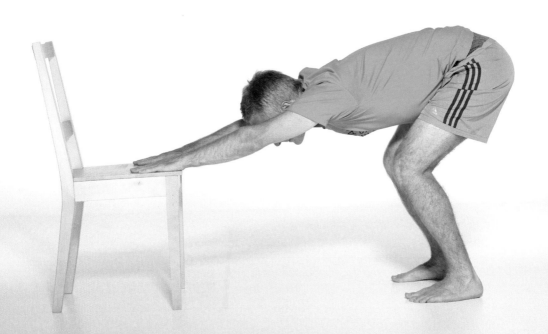

這時身體右側應該會有強烈拉伸的感覺。放鬆一下，換左邊練習。

❸ 當背部一路往下到薦骨的位置弓成圓弧形時，可以伸展到腰部淺層肌筋膜。

動作結束之後將背部打直，再重複練習，讓更深層的肌筋膜也可以獲得伸展。練習時要注意縮小腹，避免腰椎因為腹部器官的重量而往內凹陷，造成過度前凸的情形。

做這個動作時，你是否感覺到身體一路往下到腿部後側的位置都有繃緊的感覺呢？太棒了！如果有緊繃的感覺就對了。如果你想要挑戰難度更高的動作，可以把椅子拿開，以站姿來做這個動作。

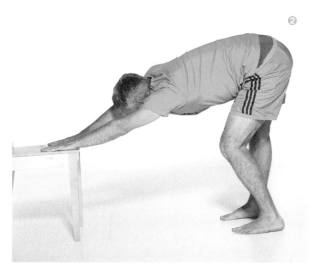

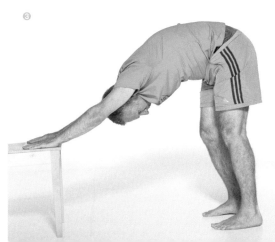

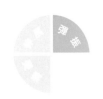

3. 非洲式彎腰

　　背部肌筋膜除了擔負力量傳遞、穩固肌肉群的任務以外，這條肌筋膜在走路時可能還扮演著大彈簧的角色，發揮彈簧機械性的功能。因此，我們也透過背部深層的擺盪運動來鍛鍊背部肌筋膜，讓它能儲存更多的彈性能量，藉此讓背痛問題迎刃而解。這個動作是模仿非洲一些地區人們擺動背部的方式。研究人員在那些地區觀察到，當人們在田裡工作、拔草時，會用這種方式擺動他們的背部，雖然彎著腰，但是他們獨特的彎腰姿勢能夠充分利用到肌筋膜所儲存的能量，是一種非常自然，又能保護自己免於受傷的姿勢。

■動作分解：非洲式彎腰

❶ 準備一張穩固的椅子，坐在椅子前緣，身體挺直，兩腳分開稍比髖寬。

❷ 下巴往內縮，脊椎一節一節往下彎，直到指尖碰觸地面。注意膝蓋的位置要保持在腳尖上方。

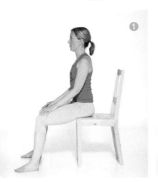 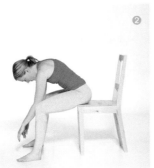

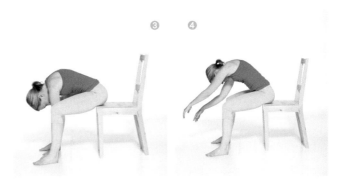

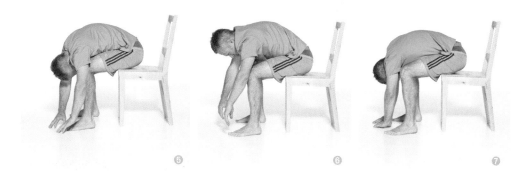

⑤　　　　　　　　　　　　　　⑥　　　　　　　　　　　　　　⑦

❸—❹ 試著把身體往下彎得更深一點，這樣可以拉伸到肌筋膜。然後身體放鬆，讓腰部肌筋膜回彈。

在練習時試著找到屬於自己的節奏，跟隨著這個節奏，動作就會變得非常輕鬆不費力。注意下背部要有像皮球般彈跳的感覺。

❺—❼ 前後左右小幅度地擺動手臂與下背部。做這個動作時，身體要像在拔草一樣，很有活力地來回擺動。

❽—❿ **動作變化：**如果你對這個動作有把握的話，可以採用站姿來做。一開始先半彎著腰練習，之後再把上半身彎得更深來練。練習時膝蓋保持微彎，不要打直。

在做這個動作時，有些人天生背脊能拉得很直 ❾，有些人的背則呈圓形 ⑪，這與身體柔軟度有關。不過，背打直並不是這個動作的重點，這個動作強調的是彈振的動作。

⑧　　　　　　　　　　　⑨

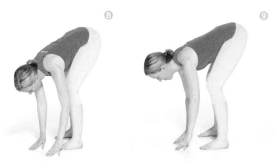

⑩　　　　　　　　　　　⑪

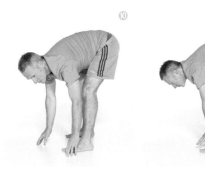

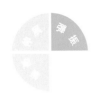

4. 揮劍動作

這個動作不僅可以鍛鍊腰部肌筋膜，還可以強化身體正面與背部兩條非常長的肌筋膜線，這兩條肌筋膜線對於背力與背部穩定度相當重要。

揮劍動作會讓身體充分活躍起來，而且擺動的幅度非常大，所以做這個動作時，有兩點必須要特別留意：一定要充分熱身後才可以開始練習。此外，如果你有背痛的老毛病，或是脊椎狀況不穩定，例如有脊椎滑脫症，開始練習時，務必要特別小心。先

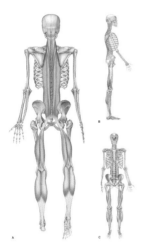

背部淺層肌筋膜線

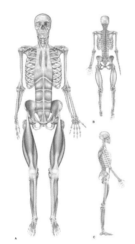

正面淺層肌筋膜線

試著做一兩個擺盪動作，然後觀察下背部是否仍然保持穩定。如果動作會造成下背部不穩定，或是你無法確定動作對身體是否會造成傷害，請先跳過這個動作，不要勉強。

❶ 兩手握住一個 1.5 公斤重的小啞鈴，如果手邊沒有啞鈴，可以拿寶特瓶裝水代替。將啞鈴舉過頭頂。

首先，上半身像蛇一樣慢慢地前後搖擺，這個動作可以拉伸到軀幹的肌筋膜，同時還會產生一股推力，接下來的動作會借助這股推力來進行。做像蛇一樣擺動身軀的動作時，身體要由腹到胸一起擺動，胸椎也要跟著一起搖擺。重複練習 5、6 次，練習中注意要把啞鈴舉在頭後面。

❷—❹ 接著，身體由胸骨位置迅速向前推，同時帶動上半身往前彎，兩臂持啞鈴朝下方擺盪，穿過兩腿中間，再往回高舉到頭頂。擺盪時兩臂要自然伸直。

重複把啞鈴由頭頂擺盪到最下方再舉回頭頂，連續做 6、7 回。接著，稍微改變一點動作，當你把啞鈴由下往上舉回頭頂時，改成朝左上方及右上方的方向舉起，左右兩邊總共至少做 20 回。向上擺盪時，要注意下背部脊椎不要明顯過度向前凸出，否則會使下背部承受太大壓力。如果你觀察到腹部放鬆時，下背部容易過度伸展，就要特別注意在下背伸展時，要稍微收緊小腹與臀部。

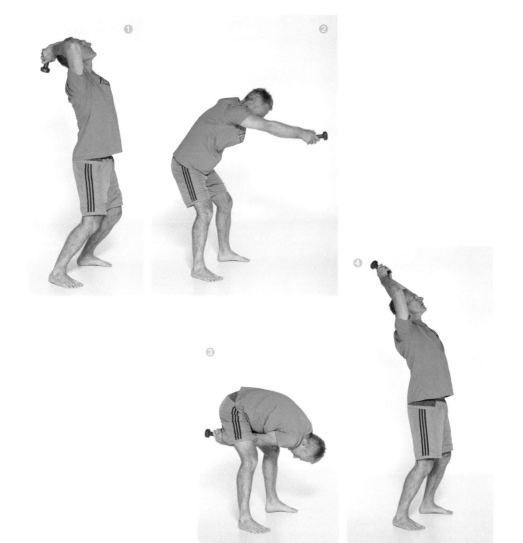

5. 釋放脊椎壓力

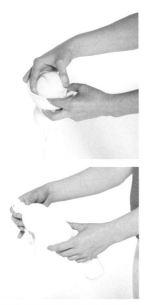

人體的脊椎就像是一條活動自如的鏈條。在本書第 2 章曾經說明過，我們的背部必須仰賴肌筋膜的張力系統才能保持穩定、挺直，所以，我們把人體的脊柱稱為「脊椎鏈」。這個練習的主要目的，就是要恢復這條「脊椎鏈」的柔軟度，透過不同的動作，讓負責穩定脊椎、維持姿勢的肌肉群能夠充分活絡、放鬆。

請準備兩顆網球，把網球放在一隻短襪或長襪裡，然後襪子打個結。

坊間也可以買到專門為這種訓練所設計的花生形按摩球。

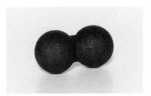

■動作分解：釋放脊椎壓力

❶ 面朝上，平躺在地板，小腿抬高放在椅面上。你可以在骨盆下方或是小腿肚下放個墊子，讓自己舒服些。一手拿著裝好球的襪子。

❷ 骨盆下半部輕輕往地板壓，讓骨盆最下方的薦骨與地面貼合。接著慢慢將脊椎一節一節往上抬高，再一節一節慢慢放下，回到地面。這個動作可以放鬆背部。重複做 3 次。

❸ 骨盆抬起，把裝好網球的襪子放在胸椎下方，兩顆球的位置分別落在脊椎的左右兩側，脊椎剛好可以很舒服地靠在兩球中間的縫隙內。請先確認網球只會壓到肌肉，不會壓迫到骨頭，然後再做下一個動作。

❹—❻ 把身體的重量慢慢放在球上。前後左右小幅度移動身體與球的接觸點，同時往接觸點按壓。如果你覺得舒服，可以在一個接觸點上按壓久一點。然後把球往下推一小節，重複相同的動作。

按照上面的方式一節一節往下按壓，一直做到薦骨的位置為止。

最後把球移出來，凝神體會一下背部與地面接觸的感覺。你是否察覺到自己身體產生的改變？

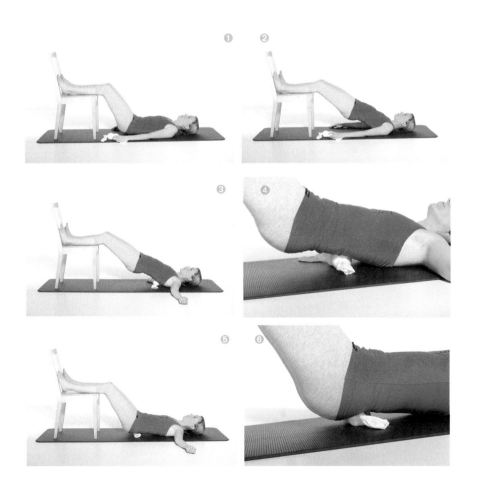

上班族的問題部位：頸、臂、肩

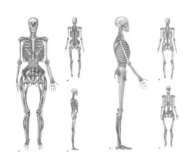

經常久坐不動，側面肌筋膜線與
螺旋肌筋膜線的活動量會不足。

工作上需要久坐的人，或是坐辦公桌的上班族，經常一整天工作下來都維持著相同的姿勢。工作時得緊盯著電腦螢幕的人，手臂擱在桌上的姿勢也經常不正確。日積月累下來，肩、頸、臂痠痛，就成了久坐不動的人最常見的毛病。與較深層的薦骨部位疼痛相較，這些部位的痠痛更常困擾久坐族。以下所介紹的動作可以讓這些部位操勞過度的肌筋膜偶爾釋放出沉重的壓力。此外，經常坐著不動，腳部、手臂及軀幹的肌筋膜線，尤其是第 3 章所提到的側面肌筋膜線與螺旋肌筋膜線，也會活動量不足，這些練習可以活絡這幾條相當長的肌筋膜線，讓它們恢復活力。

這些動作都相當適合在辦公室裡練習，也可以把它們納入既有的每週兩次肌筋膜訓練中。其中「竹子搖擺」（第 144 頁）屬於擺盪運動，一定要充分熱身後才可以練習，也可以放在這一連串動作的最後來練習。此外，基礎訓練的肩部運動「雙臂推牆」（第 124 頁）也很適合加在這一連串動作裡一起練，不過最好是收尾時練習。

1. 伸展肩膀

3. 放鬆疲乏的前臂

2. 活絡頸部

4. 全身擺盪運動：
竹子搖擺

伸展

伸展肩膀

❶ 如圖所示，站在門框、凸牆或是櫃子旁，手平放在牆上，接著身體稍微往前傾，直到有拉伸的感覺。

❷—❸ 小幅度改變拉伸的角度，讓不同的肌筋膜都能伸展。也可以變化手部高低位置，改變身體與牆的角度，做不同的伸展。伸展時，請特別留意觀察哪些身體位置被拉伸的感覺特別強烈。試試看吧！

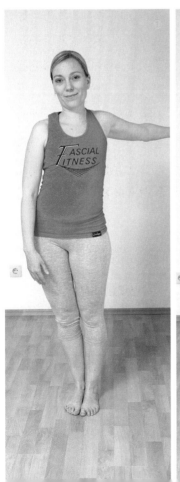
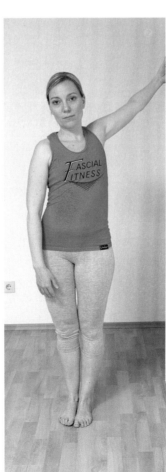
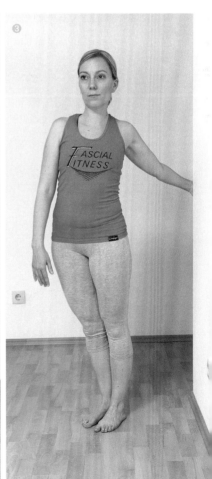

活絡頸部

　　這個動作可以釋放頸椎壓力，讓脖子、肩膀、頭部周圍的肌筋膜都能獲得舒緩。一般人坐著的時候，身體很少能夠保持挺直，讓頭部的重量直接落在脊椎的正上方。這使得肌肉必須施很多力，才能保持平衡來支撐身體的姿勢。長久下來，整個肩膀會變得僵硬、緊繃，頸椎也會承受過多的壓力。這個動作對於頸部放鬆的效果特別好。

■動作分解：放鬆頸椎與頸部

❶ 先準備一粒吹好氣的氣球。站在椅子前面，兩腳分開與髖同寬，手持氣球。稍微收小腹，脊椎一節一節地朝椅面方向前彎。同時把氣球放椅面上，然後頭頂壓在氣球上，兩手輕鬆放在椅面上即可。

頸部小幅度前後左右轉動：用頭頂輕輕壓住氣球，頸部稍微來回轉動。練習中要讓頭部的重量壓在氣球上，但是不要壓得太用力，頸部應該要完全放鬆。然後慢慢縮小動作的幅度，同時做更細微的變化。

❷ 如果想要提高動作難度，可以把氣球拿開，直接把頭頂在椅面上來做這個動作。

進階者可以跪在地板上，以手掌撐地的方式來練習，要不要使用氣球都可以。

❶　　　　　　　　　　　❷

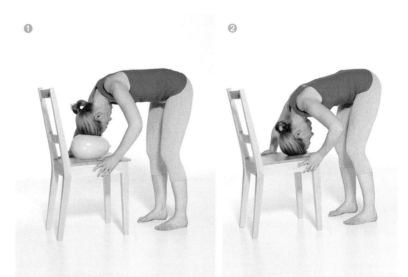

放鬆疲乏的前臂

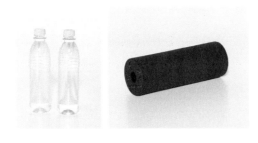

　　工作時因為長時間敲打鍵盤，前臂感覺很僵硬時，不妨撥個空做做這個練習，會有非常不錯的效果。請先準備一個小寶特瓶裝水或是小型肌筋膜滾筒（圖為 Blackroll 迷你滾筒，長 15 公分，厚 5.4 公分）。

■動作分解：放鬆疲乏的前臂

❶ 把寶特瓶或滾筒放在桌子或椅子上，前臂放在寶特瓶或滾筒上方。

❷—❸ 前臂施加壓力在寶特瓶或滾筒上，施加的力道維持在你覺得還算舒服的範圍內。接著，由手肘朝手掌方向，或是由手掌朝手肘方向，慢慢滾壓前臂，一小吋一小吋地移動，移動時也讓前臂朝不同角度小幅度轉動。

練習時注意要以慢動作的速度來移動手臂，你可以想像自己正在把身體組織內的水分推擠出來，被擠出來的水就好像船艙的波浪一樣，被慢慢往前推。

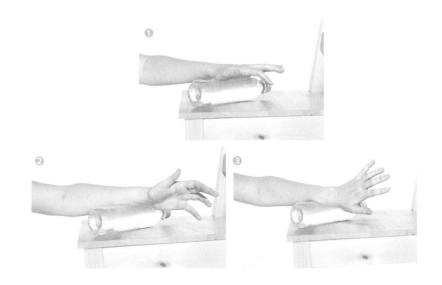

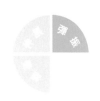

全身擺盪運動：竹子搖擺

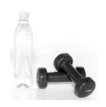

　　這個運動需要準備一個 500 公克到 1500 公克左右的小啞鈴或搖擺鈴，如果手邊沒有啞鈴或搖擺鈴，可以用小寶特瓶裝水代替。

■動作分解：竹子搖擺

❶—❷ 像相撲選手一樣穩穩站好，這個姿勢稱為「爆發力位置」：兩腳分開略比髖寬，腳尖稍微朝外，膝蓋朝腳尖方向微彎。注意背部要打直，脊椎不要過度向前凸，你可以想像在身體尾椎的位置有個小秤砣在往下拉。

雙手持啞鈴握在身體前方，開始做準備動作：兩手輕鬆地以畫圓圈方式繞著脊椎擺動，這個動作可以讓身體慢慢熱起來。畫圈擺動動作總共練 1 分鐘左右。

❸ 接著做幾次對角線方向的單側擺盪動作，身體由一側擺到對側的後上方，腳的

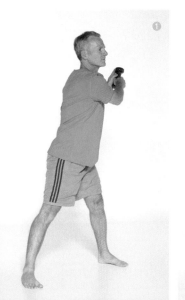
❶

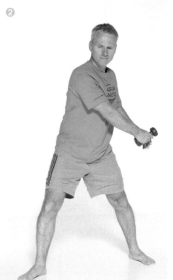
❷

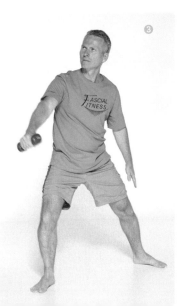
❸

姿勢也要跟著調整：當身體向一側擺動時，同側腳的膝蓋彎曲，另一側腳伸直。
擺動時把兩臂打開：向右側擺動時，左手放開啞鈴或寶特瓶，由右手持啞鈴，沿
對角線向右上方擺動，上半身同時向右側轉動。藉由這個動作，螺旋肌筋膜線會
繃緊。要注意的是，當你向右側擺盪時，左腳腳掌外側要平貼在地面上。同樣
的，換邊練習時，右腳腳掌外側也要貼緊地面。

❹—❺ 維持在這個緊繃的姿勢，同時做小小的前後彈振動作，讓身體由腿部打直
那一側的腳掌外側，一路往上到持啞鈴那一側的手掌都有更緊繃的感覺。接著，
藉由往後拉的反彈力道，讓持啞鈴的手臂順勢迅速向下擺盪：做這個動作時，身
體整個側邊要像弓一樣繃緊，然後由胸部沿著對角線向下擺盪，擺盪時要畫出一
個勻稱的圓弧形。此外，千萬不要逞強！注意觀察身體發出的訊號，如果你感覺
身體已經能夠掌握這個動作時，可以連續做上述的動作 3 到 5 次，中間不休息。
然後換邊練習。

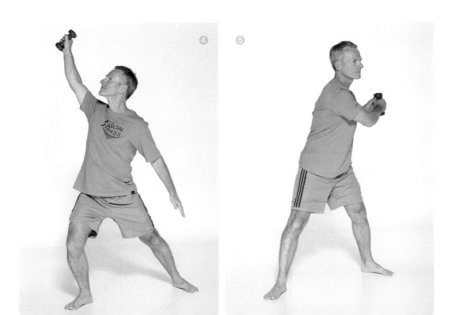

臀部運動

　　許多人常有髖關節疼痛與髖關節靈活度受限的困擾。在德國，髖關節手術是最常見的外科手術之一。因此，這一連串的臀部訓練運動，相信有相當多人會覺得非常受用。髖關節是人體第二大關節，僅次於膝關節，它的四周被人體最堅韌的韌帶組織包圍，所以肌筋膜健康與否，在髖關節靈活度上扮演著舉足輕重的角色。我們的每一個步伐都得動用到這個部位的關節與韌帶，此外，髖關節還必須能夠做不同型態的活動。只不過久坐不動已成為現代人通病，這種生活形態一方面造成髖關節在力學上不適當延展，另一方面，這個非常重要的關節也因此而失去充分活動的機會，進而對關節軟骨的營養供給造成相當不利的影響。此外，從髖關節的營養供給及靈活度的角度來看，有些類型的運動，例如騎腳踏車，並不是非常理想的運動，有必要額外做一些適合髖關節的運動才能取得平衡。

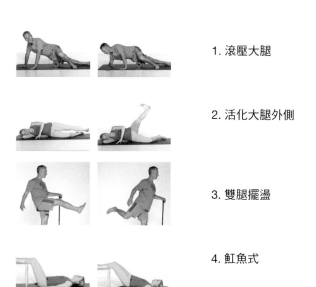

1. 滾壓大腿

2. 活化大腿外側

3. 雙腿擺盪

4. 魟魚式

滾壓大腿

這個練習需要使用肌筋膜滾筒。

❶ 起始姿勢：身體靠右側躺下，用右手前臂支撐身體，手肘放在右腋窩下方。把泡棉滾筒放在股骨頭正下方，也就是右腿股骨轉子下方的位置。下方的右腿伸直，上方的左腿跨過右腿置於前方。左手放在上半身前方協助支撐身體。

❷ 由右腿股骨轉子開始，往膝蓋方向滾壓大腿外側，速度要放得非常慢。你可以把大腿想像成一塊海綿，你正在用滾筒把海綿裡的水擠出來。滾壓時，如果發現哪個點上有特別強烈的感覺，或是哪個位置特別疼痛，可以在痛點上慢慢地前後左右稍微滾動半分鐘到 1 分鐘，讓疼痛點慢慢鬆開。練習中注意頭部與脊椎要保持一直線。你也可以把右前臂貼在地面上，這個姿勢可以讓上半身伸展。

滾壓到快接近膝蓋位置時，慢慢地把滾筒朝股骨轉子的方向滾回去。說不定在練習第 2 回合時，你就已經感受到身體組織鬆開來，渾身舒暢。動作結束時，把滾筒移開，專注體會一下大腿的感覺。

❶
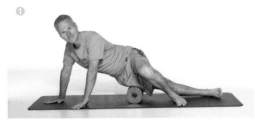

❷
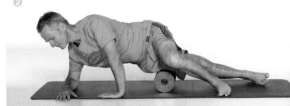

活化大腿外側

❶ 側躺在地板上，下方的腿稍微彎曲，上方的腿稍微抬高。同時注意背部要拉直，不要讓脊椎側彎。

❷ 接著，上側腿的膝蓋彎曲，把腿由足部推向身體前方，你可以邊做邊想像你正在用腳把一道無形的紙牆推開。

❶
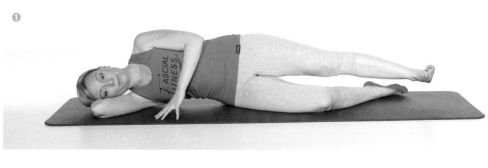

❷
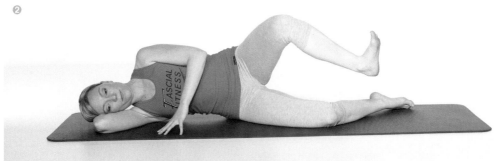

❸
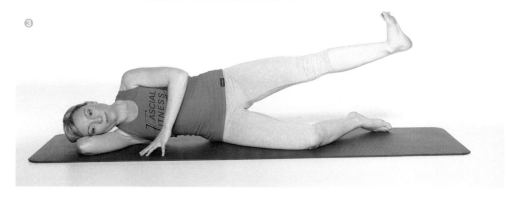

❸ 上側的腿向後伸直，然後腳尖輪流做上勾、下壓的動作，這樣可以達到進一步拉伸的效果。注意，身體要維持側躺的姿勢：膝蓋微彎，把腿沿著腰椎向後伸直，這個動作很像是把望遠鏡的鏡頭往前拉長。

❹—❺ 前後左右微幅轉動上側的腿，同時朝不同方向做抬腿動作：把腿往上、往前，或是朝斜上方舉高。

換邊練習時，兩腳膝蓋微彎，慢慢把身體轉回平躺的位置，再轉向另一側。

❻—❼ 如果你想要挑戰難度更高的動作，可以把這個動作從地板換到椅子上，側躺在椅子上練習，也可以在腳上綁重力沙袋增加動作的難度。但是請一定要先好好鍛鍊軀幹與頸椎，讓它們有足夠的穩定度，才不會對這些部位造成過大的負擔。

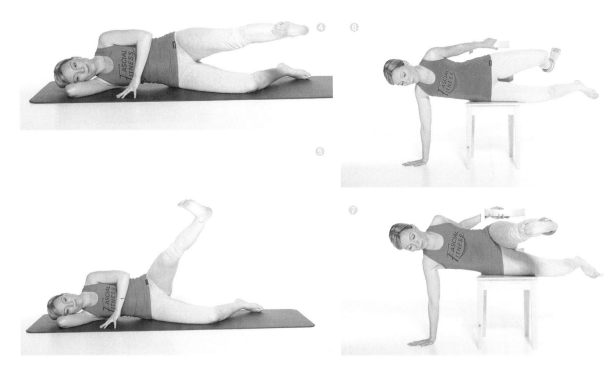

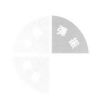

雙腿擺盪

❶ 這個動作要打赤腳練習：站在一張凳子上，剛開始練習時，你可以用一隻北歐式健走杖輔助支撐。第一個動作由左邊開始：左手撐住健走杖，空出右手。左腳站穩在凳子上，膝蓋微彎。右腳垂於凳子一側，右腿開始輕鬆地、像鐘擺一樣慢慢來回擺盪。

❷—❸ 接著運用肌筋膜來做擺盪動作：把懸空的腿往後拉，使腿部組織向後繃緊，然後讓腿由骨盆位置快速向前擺動。注意，不要刻意用肌肉的力量把腿往前抬高；當腿往後拉時，肌筋膜內由於初始張力的因素，會蓄積一股能量，你所要做的是運用這股能量把腿向前推。如此一來，肌筋膜的彈性機制便能發揮作用。

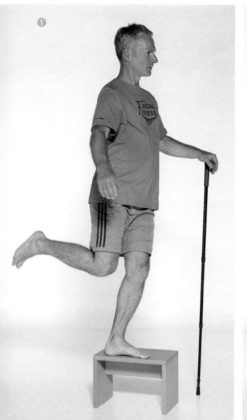

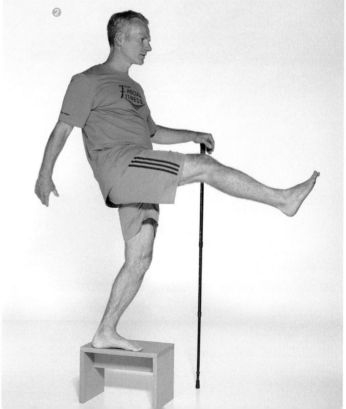

讓腿逐漸有節奏、和諧地擺動起來，然後整條腿非常輕鬆地前後擺盪。擺盪的同時，你可以留心體會臀部、右側上半身、以及身體正面由胸部至左臂部位的感覺。要注意的是，腿部向後拉時，恥骨也要一併往後拉，然後由恥骨處發動力量，帶動腿部向前擺動，如此一來，所產生的彈弓效應會變得更強。

一邊練習 3 分鐘，然後換邊練習。

進階者可以不用健走杖改用徒手練習。你也可以在階梯上做這個練習。當你累積了更多經驗後，就可以直接在地板上做這個動作：站在地板上，兩腳分開與髖同寬，重心放在一腳上，另一腳做擺盪動作。剛開始練習時，一隻手先扶著窗台或椅背，幫助自己保持平衡，這樣可以讓你專心地做單腳擺盪動作。一段時日後，便可以試著放開手練習。

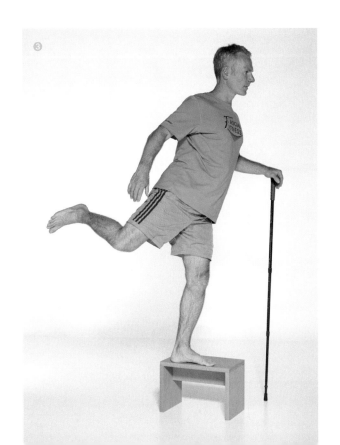

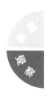

魟魚式

❶ 平躺在一張穩固的椅子前面，小腿平行放在椅面上。

首先，輕輕把骨盆最底下的薦骨往下壓，稍微挪動調整薦骨的位置，讓它以不同的接觸點、不同的角度與地板貼合。

❷ 接著，從尾骨的位置慢慢把骨盆抬起。用懸空的骨盆做各種不同的弧形、螺旋狀、波浪狀動作，好像魟魚在海中悠遊。

練習時速度要慢，全神貫注地練習，讓身體內在的動力引領你做下一個動作。

然後讓脊椎一節一節往下，最後骨盆回到地面。接下來做下一回合，總共練習 3 回。

❶

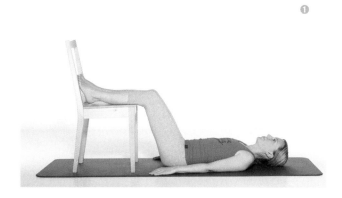

❷

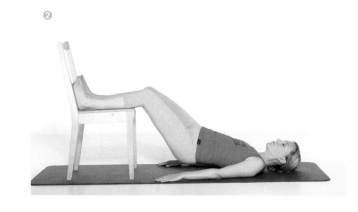

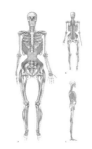

足部與步行訓練

螺旋肌筋膜線

　　基於彈弓效應原理，走路是人體最省力的動作。不過，彈弓效應要發揮良好的效果，身體感知力、平衡感與肌筋膜儲存彈性能量的能力，這些因素缺一不可。此外，當我們走路時，有一條相當長的肌筋膜線也擔負著相當特別的角色，那就是螺旋肌筋膜線。這條肌筋膜線在第 2 章裡曾介紹過。它負責使身體在走路時保持平衡，並且維持行進的路線。

　　以下介紹的這一連串動作練習能促進足部好幾項重要功能，讓步履輕盈而流暢。如果你經常需要走路與久站，就要好好鍛鍊阿基里斯腱的延展性；整天都得靠腳力活動的人，如果能規律做彈跳練習，強化足部與小腿的肌筋膜，就能讓元氣加倍。這一連串練習的第一個動作是活化動作，最後則是以覺察動作來收尾。

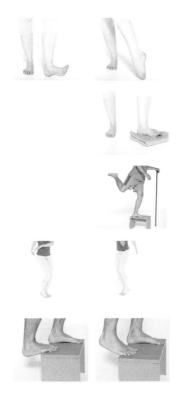

1. 滾壓足底筋膜

2. 提升腳底敏感度

3. 雙腿擺盪

4. 足部、小腿肌與阿基里斯腱的彈跳練習

5. 伸展阿基里斯腱

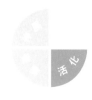

滾壓足底筋膜

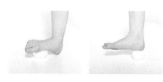

首先，先滾壓足底筋膜，這個動作與基礎訓練的第 1 個動作相同（參閱第 116、117 頁）。滾壓時，請特別加強按摩腳跟位置。

提升腳底敏感度

❶—❻ 直立站好，兩腳分開與髖同寬。重心移到身體一側，專注地用另一腳做小小探觸地面的動作。

改變腳底與地面的接觸點，同時施加不同的力量在這些點上。慢慢做，整個腳底板都要練習到。

接著，觀察比較一下兩腳的感覺。你是否發現兩腳感覺不太一樣？甚至身體動作那一側的整個側邊都有舒適緊繃的感覺，與另一側相較感覺更有活力。接下來請換邊練習。

❼ 試試在不同材質的地面練習這個動作，像是鋪地毯的地板、瓷磚地板、木地板，或是地板上墊一條毛巾都可以。練習時，專注去體會不同材質地面帶來的差異。

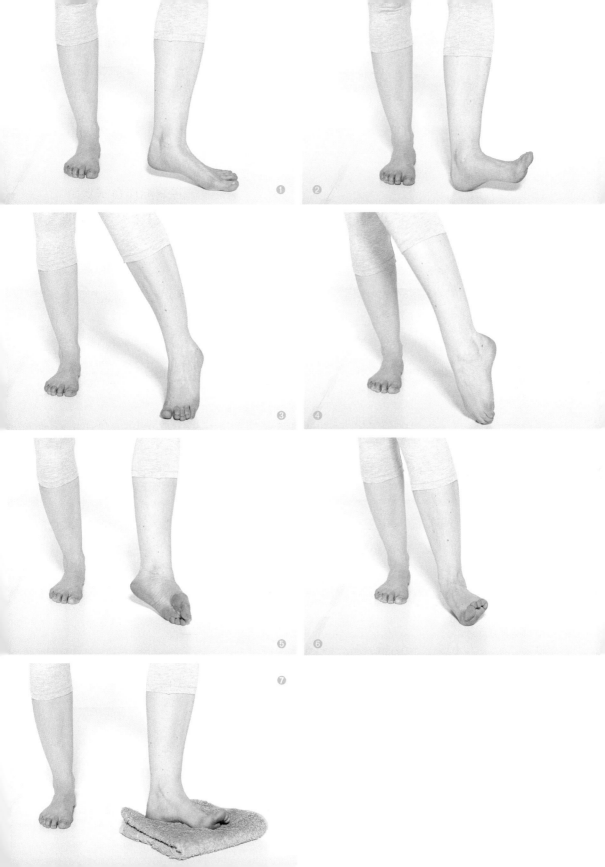

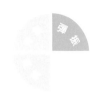

雙腿擺盪

我們在第 150、151 頁臀部運動中介紹過這個動作。

臀部擺盪的動作練熟後，你可以把它運用在步行上，這種擺盪方式會帶動兩腳像鐘擺一樣前後擺動。用這種方式行進，配合屬於自己的節奏會特別輕鬆、省力。你一定有過這樣的經驗：和別人一起健行或散步時，如果你走得太快，或是沒有按照適合自己的速度前進，就會非常吃力。簡單說，就是你沒有用最優的方式來走路，套句我們的「行話」，你沒有利用肌筋膜走路。不妨試試看專心做一次走路練習，就像「雙腿擺盪」的動作一樣，把後腳往後拉，讓它蓄積一股初始張力，當你往前邁步時，釋放這股張力，讓後腿迅速向前擺盪。在這個過程裡，試著找到屬於自己的節奏，這樣可以更有效率地運用肌筋膜，並且降低肌肉所耗費的能量。

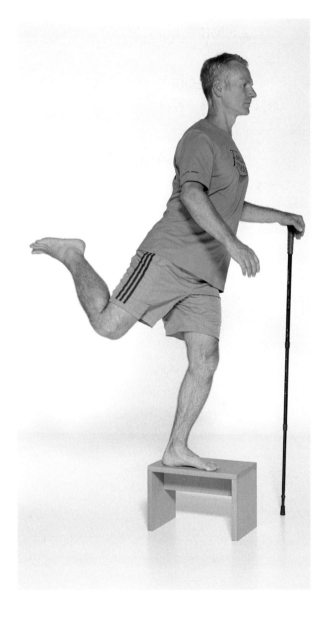

足部、小腿肌與阿基里斯腱的彈跳練習

這個動作在前面也曾經介紹過，它與第 118、119 頁基礎訓練中的彈跳練習相同。

這個彈跳動作主要可以訓練到阿基里斯腱，以及足部與小腿的肌肉及肌筋膜組織。練習時，你可以用健走杖輔助，也可以徒手練習，不過最好都能打赤腳練習。

如同之前所提過的，想要步履輕盈、不費勁，還有一點很重要，那就是平時要多做點不一樣的動作：跳躍、赤腳跑步或跳舞都可以。

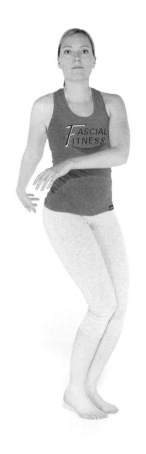
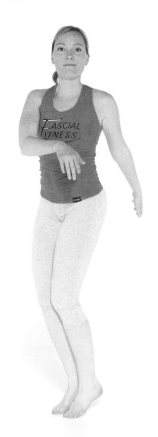

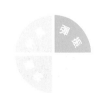

伸展阿基里斯腱

　　你在基礎訓練的單元裡已經了解到，保養阿基里斯腱、讓這條肌腱維持在良好狀態是何等重要（參考第 116 頁）。阿基里斯腱的伸展練習，不僅對經常跑步的人與得靠腳力活動的人格外重要，上了年紀的人、結締組織極為堅韌的肌肉型人士與運動員更要加強練習。

■動作分解：伸展阿基里斯腱

❶ 站在一張凳子上，一隻腳的腳後跟稍微往後移，懸在凳子外，只剩下拇趾球擱在凳子上。

❷—❸ 腳後跟往下壓，在這個姿勢停留片刻。然後上下左右稍微改變腳後跟的位置，以伸展到不同的肌筋膜。

練習時請留意觀察在哪個位置上拉伸緊繃的感覺特別強烈，在這個位置專注地伸展片刻。整個軀幹要保持挺直，並且拉緊。你還可以把手臂舉高，向上伸展，讓整個身體都能拉伸開來。這個動作不一定要用凳子，在階梯上也可以練習。

❶
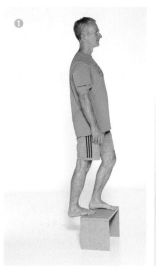

❷
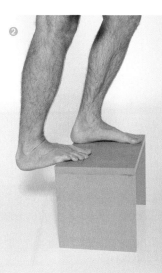

❸
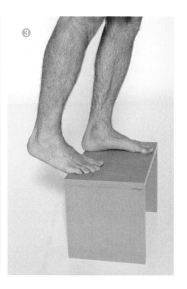

肌肉型與軟 Q 型訓練要訣

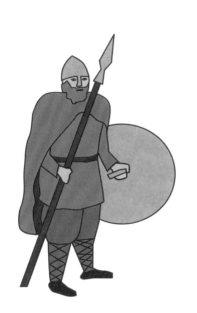
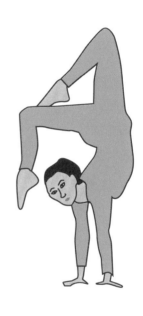

訓練要訣與動作練習

　　這個單元特別針對結締組織柔軟度不同的人，尤其是屬於天平上兩個極端的人，提供一些重要的訓練指引與適合的動作練習。

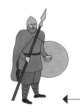
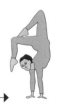

正常型態的光譜

軟 Q 型與舞者：結締組織柔軟的人

■伸展

　　請不要做太多伸展運動，尤其要避免軟骨功般高強度的動作。伸展時，把動作範圍縮小，同時在伸展姿勢上做一些小幅度動作變化，以加強關節部位的身體感知力。對於身體像蛇般柔軟的你來說，訓練重點絕不是提高靈活度或是擴大身體活動範圍的極限，相反的，你應該要學著去了解身體的關節與結締組織所能承受的極限在哪裡。此外，當身體處於極度拉伸狀態時，請避免做動態式伸展。

■彈振

　　做彈振動作時請務必要小心。你應該利用這類動作讓身體更強健有力、更活絡，這表示，你不該在身體極度拉伸的狀態下做彈振動作。相反的，只有在你活動到的肌肉沒有強烈拉伸時，彈振動作才適合你。你可以觀察看看，如果肌肉縮得很短而且變厚，就代表肌肉沒有強烈拉伸。只有在這種情況下，瞬間激烈的彈振動作才能讓你的身體組織變得更緊實。

■活化

　　快速、小幅度的滾壓按摩能夠活化結締組織細胞，促進膠原蛋白增生，因此對你有相當大的幫助。

■覺察

　　對你來說，覺察動作格外重要，因為柔軟度非常好的人在極度伸展時，身體內在感知力通常比較弱，也比較不敏銳。因此你的要務是積極培養身體的內在感知力，與控制身體的能力，讓自己在各種動作範圍內都能更精細、準確地覺察與控制身體。

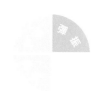

鍛鍊肩膀與胸部：緊實胸部

❶ 這個練習對於結締組織非常柔軟卻想要擁有緊實胸部的女性來說，是很好的訓練方法：跪在軟墊上，手掌撐地。注意髖關節要落在膝蓋上方，肩膀則落在手腕上方。整個手掌心貼緊軟墊，指尖也稍微使點力往下壓。如此一來，前臂會自動轉到正確的位置，同時兩手手肘內側相對。

❷ 做這個姿勢時，可以想像好像稍微要把上臂骨往外翻。縮小腹以保持姿勢穩定。然後一隻手離開軟墊。

手持啞鈴或重力沙袋，穿過撐地手臂的腋下，向另一側擺動。

在這個姿勢上讓手臂輕輕左右來回擺動，這個動作可以讓胸部肌肉的外層結締組織變緊實。做 5 至 10 次的擺動動作，然後換邊練習。

第 165 至 167 頁中專為女性設計的動作，也非常適合柔軟度超高的人（包括男性）練習。

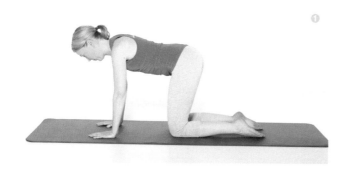

❶

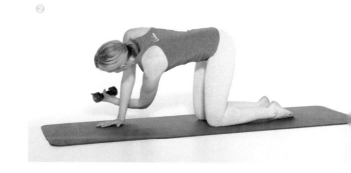

❷

肌肉型：結締組織堅韌的人

不分男女，凡是肌肉型都請注意：

■伸展

你應該有規律地多做一些肌筋膜伸展運動，包括可以讓身體鬆軟的緩慢伸展操與彈振式的動態伸展。動態式伸展是利用來回擺動與反彈的動作達到伸展的目的。你還可以多練習一些負重式伸展，負重式伸展可以利用身體本身的重量，也可以用啞鈴來練習。訓練時，請盡可能把身體拉伸到極限。

■彈振

在各種彈振動作中，能夠提升身體協調性與靈活度的全身性擺盪動作是你的首選。做完彈振動作後，請務必讓活絡起來的筋骨做一些拉伸動作。

■活化

由於你體內的結締組織很容易糾結在一起，因此，能夠促進肌筋膜新陳代謝的練習，對你來說格外重要。

■覺察

覺察動作對所有人都非常有益，對於屬於肌肉型的你，重要性更是不在話下。

適合肌肉型人士練習的動作還包括「貓式弓背」（第132、133頁）、「老鷹飛翔」（第120、121頁）、「雙腿擺盪」（第150、151頁）與「開燈關燈好功夫」（第186頁）。這些動作都有助於提高身體靈活度，改善協調性，是肌肉型人士的必練招式。

擴胸運動

　　肌肉型的男性特別容易有肩膀往前縮的情形。這個運動可以擴展胸部，讓堅韌的結締組織變得較為柔軟。首先，背部躺在一張凳子上，脊椎不要過度往前凸。

❶ 兩手各持一個小啞鈴或一個裝水的寶特瓶。手臂朝身體兩側伸開，手肘保持微彎。

❷ 保持這個姿勢，然後藉由啞鈴的重量帶動手臂往下沉，一直到胸部有緊繃的感覺為止。

❸ 在這個極度伸展的姿勢上做小小的彈振動作。彈振時，不要用力拉扯肌肉，要以很舒服的方式彈擺。過程中你可以把手臂由身體兩側朝頭頂方向移動，在改變手臂位置時，也讓手臂的角度與手的位置有些變化。

❹ 手臂微彎，重複相同的動作。

❺—❻ 對於肌肉型的人來說，「揮劍動作」（第 136、137 頁）也是相當不錯的練習，不論男女都非常適合。如果你有脊背不穩的毛病，請特別留意「揮劍動作」中所提醒的事項。

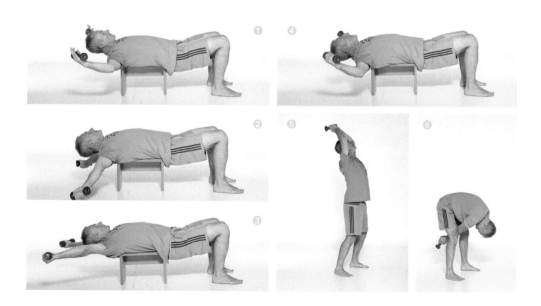

男生女生訓練重點大不同

　　經驗告訴我們，男性與女性心中渴望訓練與雕塑的部位可說是大相徑庭。這個單元特別針對這些部位提供一些訓練要訣。不過，基本上肌筋膜訓練不分性別，原則道理都是一樣的；每個生物體的結締組織都有相同的功能，兩性之間並無二致，唯一的差別在於，女性的結締組織天生上比男性來得稍微柔軟一些。

　　基礎訓練中每個的動作沒有男女之分，不論身體結締組織屬於哪一種類型，都適合每一個人練習。如果根據測驗的結果，你是屬於肌肉型或軟 Q 型，請參考前一個單元裡所提示的訓練要訣。以下我們將針對兩性常見的一些問題部位與渴望雕塑的重點部位，介紹一些適合練習的動作。

給女性的練習與訓練要訣

　　很多女性大腿部位肌肉鬆軟，皮膚表面還出現像酒窩一樣凹陷的惱人紋路，可是頸部卻往往過度緊繃。針對大腿部位的困擾，加強鍛鍊讓它更緊實是訓練重點。相反的，要解決頸部的問題，學會放鬆則是不二法門。如果妳只做肌肉訓練，通常沒有辦法有效擊退大腿上討厭的坑坑疤疤或是一粒粒小團突出物，因為這個問題的主要元凶，乃是大腿外側一直到膝蓋下方的淺層肌筋膜缺乏彈性張力，再加上遺傳基因的因素，造成這層組織層上出現明顯可見的脂肪與水分囤積，也就是「橘皮組織」。

　　規律持續做肌筋膜訓練可以增加大腿周圍組織層的彈性張力，改善惱人的橘皮組織，甚至一舉將它殲滅。

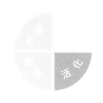

滾壓大腿

① 練習第 147 頁「滾壓大腿」的動作。

②—④ 用滾筒滾壓整個大腿四周，不只是大腿外側，還要包括大腿前側、後側、內側，以及連接臀部肌肉的區域也都要逐一滾壓。

注意：要以慢動作的速度來練習。妳可以想像滾壓的部位是一塊海綿，妳正在把海綿裡汙濁的水擠出來，讓它可以重新吸飽新鮮的水分。

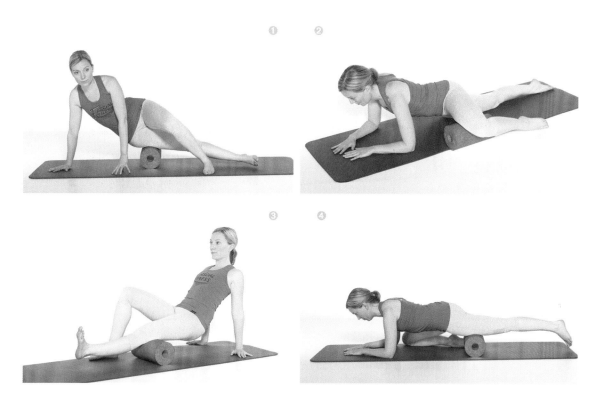

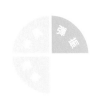

緊實大腿與臀部

　　這個練習與第 148、149 頁的「活化大腿外側」很相似，不過與「活化大腿外側」動作不同的是，這個練習會訓練到大腿兩側，而且動作一開始便是躺在椅子上練習，這個姿勢可以讓肌筋膜做更多的功。不過，如果妳的手腕、肩膀或頸部的狀況不適，沒有辦法在椅子上做這個動作，當然還是可以側躺在地板上練習。

　　這個動作最好能在腳踝上綁重力沙袋來做。重力沙袋是相當值得入手的器材。一般來說，女性剛開始訓練時，用 750 克左右的沙袋就足夠了，不過妳也可以選擇比較重一點的沙袋來挑戰。

■動作分解：緊實大腿與臀部

❶ 側躺在椅子上，上下兩腳輪流練習，如此一來，大腿外側與內側都可以拉伸到。

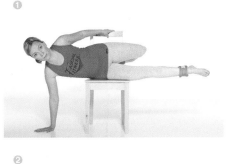

❷ 把腿向後伸直時，在這個姿勢上停留一下，讓伸直的腿朝上做幾個小小的彈振動作。動作很像是把望遠鏡的鏡頭拉長一樣，它可以緊實大腿輪廓，打造緊緻的腿部曲線。

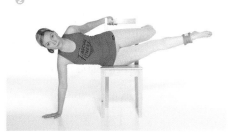

結束時，把腳踝上的重力沙袋卸下來，然後重複做上述練習，讓自己充分享受一下兩腿如空氣般輕盈的感覺。

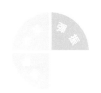

緊實腹部

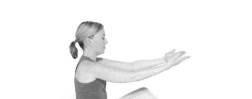

❶ 身體坐在地板上或是軟墊上，腰背挺直，兩腿屈膝並稍微分開。手臂向前伸直，注意肩膀要下沉。這個姿勢很像是有人在前面拉妳的手指，同時還有一個重量把妳的肩胛骨往下壓。

❷—❸ 接著骨盆向後傾，腹部肌肉稍微向內縮緊，身體向後仰呈半躺的姿勢。注意：腹壁要保持扁平，背部要呈圓形。然後開始在這個姿勢上做小小的角度變化：身體先稍微向右傾，然後向左傾，轉動妳的上半身，身體稍微向往後躺，然後再抬高。把這些動作流暢串連起來。偶爾在一個姿勢上停留一下，輕輕朝上做幾個彈振動作。

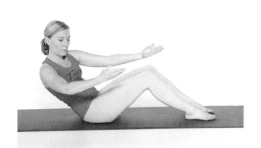

練習時請量力而為。如果妳發現小腹無法保持收緊狀態，或是背部沒有辦法再維持圓拱形，請休息片刻後再練習。

動作變化：妳可以在膝蓋中間夾一顆氣球或是球。練習時輕輕把球夾緊，這個動作可以連帶使骨盆腔底的肌肉也被拉緊。

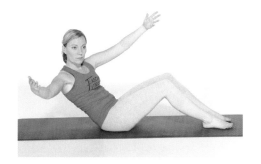

給男性的練習與訓練要訣

　　男性腿部、臀部與肩膀的肌肉通常比較短，可能是訓練方式過於偏頗造成的後果。偏偏很多男性又非常注重肌肉的張力，講求動作的靈活矯健。問題是，身材如果過於壯碩，身手難免比較笨拙僵硬。所以，如果你正在做重量訓練，請務必針對重訓部位做充分伸展，才能維持良好的柔軟度。尤其是想要打造勇猛上半身，把肩部練出盔甲線的男性，更要特別注意這一點。

　　以下是專為男性設計，可以讓身體張力、彈性與靈活度大躍進的動作練習。

伸展

紅鶴式

　　站在一張椅子前面，兩腳分開與臀同寬，重心落在一腳，另一腳放在椅面上。直立的一腳要站穩，膝蓋不要完全打直。

❶ 兩手伸直，朝椅子方向彎曲上半身，一直彎到擱在椅上那隻腳的膝蓋微彎時仍然可以感覺到大腿後側繃緊。一直到整個練習結束，擱在椅子上的腳都要維持這種緊繃感。

❷ 現在試著讓這個緊繃感覺產生一些變化，你可以讓腿部的緊繃感稍微往內側移，然後再往外移。在練習中可以從不同角度去感受大腿後側縮短的肌肉群。你還可以做一些伸展上的變化，把膝關節稍微伸直、彎曲，也可以學貓咪一樣，柔軟的把身體盡量拉長。

❸—❺ 練習時要注意上半身的姿勢：肩胛骨兩端要稍微往後打開，並且往下壓。此外，做腿部伸展時，胸部要保持柔軟並向外打開。

❻—❼ 進階者還可以進一步由骨盆端來伸展大腿後側的肌群。你可以用上半身或骨盆做一些小動作，如此一來，腿部後側一路往下延伸到足部的肌筋膜鏈，就可

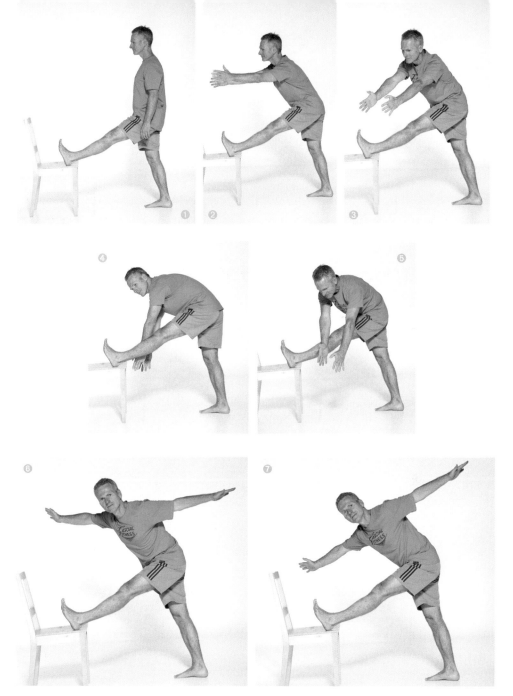

以得到不同的拉伸效果。練習時手臂也同時向前伸，或是向兩側打開，朝相反方向往外拉伸。試試順著身體內在的原動力來伸展與動作，練習中讓動作幅度由小變大、由簡單變複雜，把幾個動作串連起來。透過這樣的練習，你可以像在遊戲一樣，柔軟地拉長腿部後側整條肌筋膜鏈。

投擲

❶ 這個練習是模仿投球或是擲標槍的動作。投擲時，請盡量不要使力，同時動作要流暢。動作的要訣是先做一個反方向的預備動作，藉由反方向動作把軀幹與手臂組織像橡皮筋一樣繃緊。你可以在手裡握一顆球或是其他物品，但不用真的投出去。練習時手裡握個東西，可以讓大腦切換到動作模式。

❶　　❷

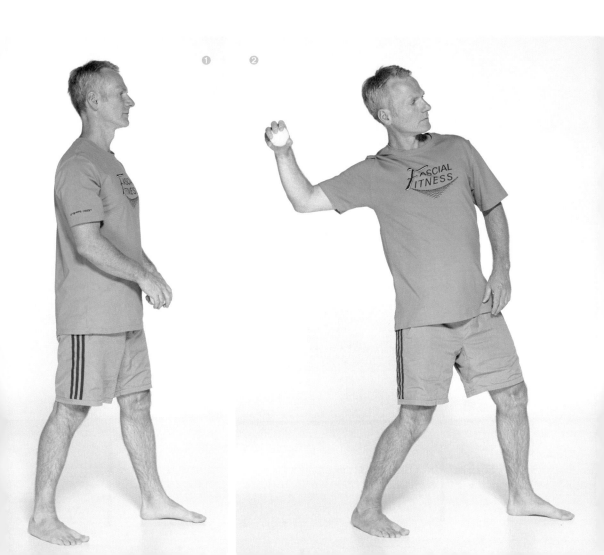

❷—❸ 做預備動作時，身體稍微向後轉，手臂往後拉，讓身體蓄積一股能量。身體由後往前擺時運用這股蓄勢待發的能量，就可以輕鬆完成投擲動作。你不需要真的把球投出去，動作的重點在於讓身體產生初始張力與動力。投擲時要注意，你的動作要像揮鞭一樣，由肩膀來發動投擲的力量，而不是用手部出力。把肩膀繃緊，然後釋放張力做出投擲動作，手部則像鞭子的末端，隨著肩膀的動作不費力地迅速向前擺。

進階者的動作變化：投擲時用胸部發動力量，然後讓這股動力慢慢轉移到肩膀、手臂，最後到達手部位置。

❸

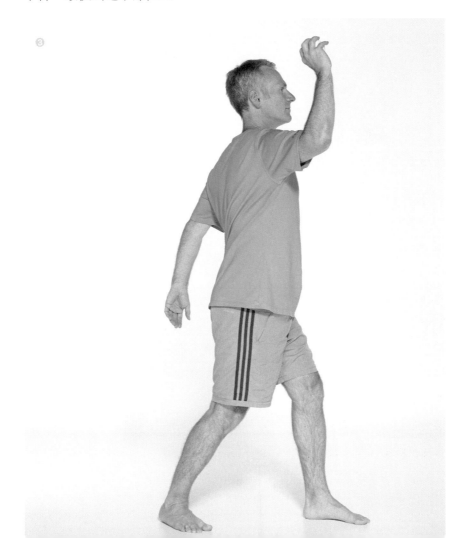

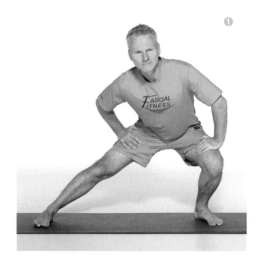

❶

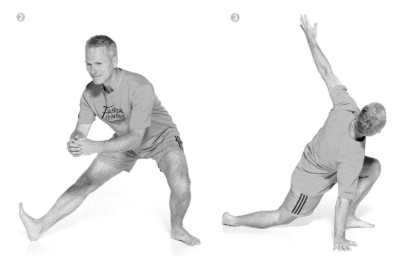

❷   ❸

伸展內收肌群

❶ 這個動作可以訓練到大腿內側，大腿內側的肌群稱為內收肌群。首先，向側邊做一個弓箭步，然後用跨出弓步的腿上下來回振動。

❷ 接著，跨出弓步的腿由原來整個腳掌貼地的姿勢，改成用腳後跟抵住地面，同時足部向外轉。然後上半身朝不同方向來回振動、彈振。

❸ 跨出弓步的腿整個往內側旋轉，足背貼著地面。另一側的手臂向上舉高，同時往後拉，讓上半身稍微扭轉。在這個姿勢上來回振動、彈振。

❹—❻ 做前面三個動作時，注意觀察一下身體是否還有哪些位置沒有拉伸到。對

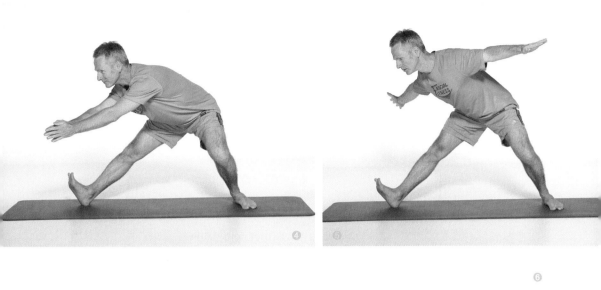

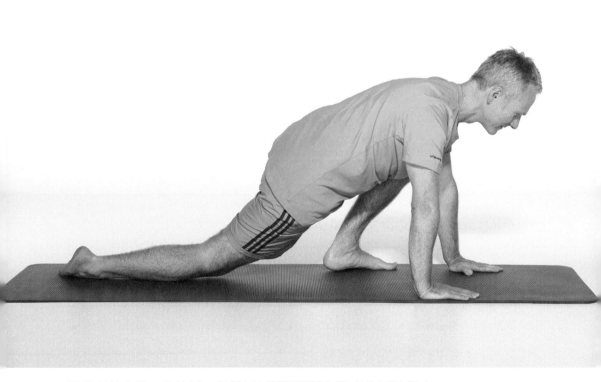

這些部位也做一些伸展，這樣可以讓肌筋膜網絡充分活絡起來。

對很多男性來說，第 163 頁為肌肉型人設計的「擴胸運動」也是相當好的練習，

如果你正在做上半身重訓，更將受益匪淺！

運動員之痛

理論上來說，運動員應該是訓練有素的一群，但是實際上，運動員經常與各種身體傷痛共處，他們必須面對活動度受限的困擾，或飽受各種疼痛。這些問題的背後可能與訓練方式過於單一有關，也可能是因為受傷，或是身體承受的負荷過大造成了不良後果。這些年來，肌筋膜新知幫助我們釐清了隱藏在這背後的許多問題，包括肌筋膜在肌肉痠痛中扮演的角色，以及健康的結締組織能夠防止受傷的情形發生，因為絕大多數的運動傷害都是發生在白色肌筋膜組織，不是肌肉。對於以上種種，我們都有了更長足的認識。

某些運動項目的運動員會反覆不停出現一些肌筋膜與肌肉的問題，無法根治。這個單元將探討其中幾個運動項目。如果你想要對這個議題有更深入的了解，可以參考相關的運動科學文獻，本書附錄中也羅列了一些相關書籍，方便讀者參考。

給運動員的訓練指示

靈活度對於所有運動員都是相當重要的身體素質，差別只在於在重要程度上有些微差異。從維持身體靈活度的功能來看，人體的膠原蛋白組織比起具有收縮能力的紅色肌肉纖維，扮演著更關鍵的角色。因此，肌筋膜組織，也就是肌腱、韌帶、肌肉外膜、關節囊，一定要妥善保養。特別是對運動員來說，正確的肌筋膜訓練絕對有其必要性。選擇能夠活化組織、提高覺察力的動作，規律持續地練習，便是非常好的一種訓練方式。

身為運動員的你在每次接受專業運動訓練之前，應該先做活化類型的肌筋膜訓練。例如，你可以針對運動中特別會使用到的身體部位做滾壓練習，像是滾壓大腿、小腿肚、足部或背部等。訓練開跑前，滾壓肌肉的速度可以快一些，藉此來刺激並強化

本體感覺，也就是身體活動變化的感覺。

　　當你做完訓練或身體承受了極大負荷之後，或是在比賽結束後，滾壓方式要做一些改變；這時應該要把滾壓速度放得非常緩慢。你可以參考以下舒緩運動後肌肉痠痛的單元，以及背部簡易操（第 130 至 139 頁）、臀部與大腿運動（第 146 至 152 頁）。緩慢的滾壓有助於身體放鬆，還可以促進組織的再生更新。下一個單元會有更多滾壓練習的介紹。

　　如果你正在做重量訓練，請務必針對重訓部位充分伸展，才能維持良好的柔軟度。

　　對於高爾夫球球員、桌球球員，或其他需要發球、接球的球類運動球員，肩膀與手臂肌腱儲存能量的能力，其重要性絕對不在話下。第 170、171 頁的投擲動作可以幫助你加強這部分的訓練。

肌肉痠痛自救法

　　這個單元將介紹一些能夠舒緩運動後肌肉痠痛的自救小招式：運用肌筋膜滾筒的滾壓按摩，以及緩慢的伸展操。滾壓練習就像幫自己按摩一樣，當然，如果能來一節真正的「馬殺雞」應該會更舒服，不過這對很多人來說算是奢侈的享受，口袋可能負擔不起。所以，不妨試試這個自救招式吧！滾壓時，力道要拿捏好，避免引起太強的疼痛感，只要痠痛部位感受到舒適的痠麻感就可以了。

1. 滾壓小腿肚

2. 滾壓其他肌肉痠痛部位

3. 舒緩肌肉痠痛的緩慢伸展操：大象走路

　　另外一種能夠有效舒緩運動後肌肉痠痛的方法，是能讓肌肉變柔軟的緩慢伸展操，例如這個單元裡的「大象走路」（第 180 頁），以及貓式弓背（第 132、133 頁）、「紅鶴式」（第 168、169 頁）與「老鷹飛翔」（第 120、121 頁）。以下將會介紹更多伸展練習，你可以根據痠痛部位選擇適合的動作來做（第 178 頁）。

滾壓小腿肚

　　這個練習可以舒緩運動後痠痛的小腿肚，此外，對於跑者、滑雪運動員與自行車手們縮短而過勞的小腿肚肌肉，也具有放鬆效果。首先，舒適地坐在地板上，兩手撐在身體後面。注意肩胛帶要保持穩定，頭部不要下垂。

❶ 把滾筒放在一腳的小腿肚下方，大約在阿基里斯腱的位置。另一腳的膝蓋彎曲，這樣可以幫助你控制施力的力道。把臀部抬起來，小心慢慢地把重量壓在小腿肚與滾筒接觸的點上，同時在這個接觸點輕輕壓幾下，專注去體會按壓的感覺。

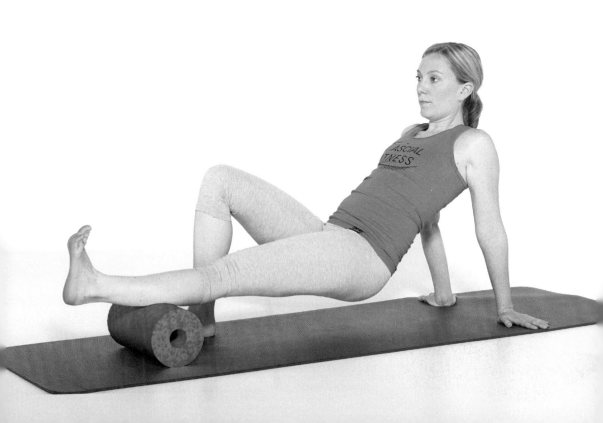

讓滾筒一小吋一小吋地往上滾動，用上述方式滾壓整個小腿肚。

❷ 請務必以慢動作的速度練習。如果你覺得按壓力道太強，可以把骨盆放下來，坐在地板上。想要增加強度時，可以把另一腳擱在滾壓的腳上增加重量。

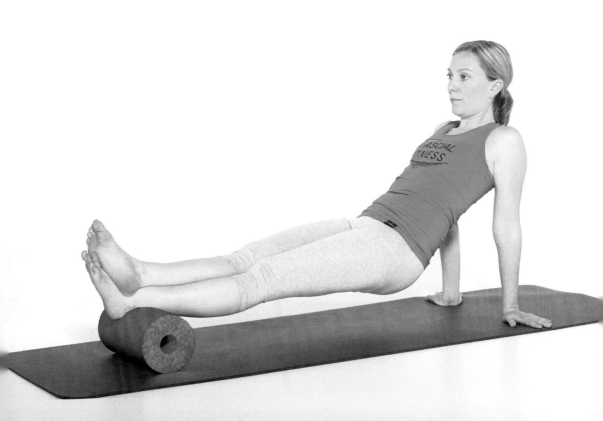

滾壓其他肌肉痠痛部位

　　身體很多部位都可以做緩慢的滾壓按摩來達到紓壓效果，包括大腿部位（第147、165頁）與背部（第130、131頁）都可以練習。至於前臂（第143頁）、胸部及上半身，則可以利用按摩球或小型滾筒滾壓。

① 利用網球滾壓胸部肌肉與肌筋膜。

② 利用肌筋膜滾筒滾壓胸部與手臂。

③ 滾壓背部與腰椎。

④ 滾壓大腿外側。

⑤ 滾壓大腿前側。

⑥ 滾壓大腿後側。動作變化：如果想要提高滾壓強度，可以把另一腳放在滾壓的腳上面。滾壓時力道要拿捏好，以感覺舒適為原則。

⑦—⑧ 前臂可以利用小型肌筋膜滾筒來滾壓，也可以用寶特瓶裝水代替滾筒。

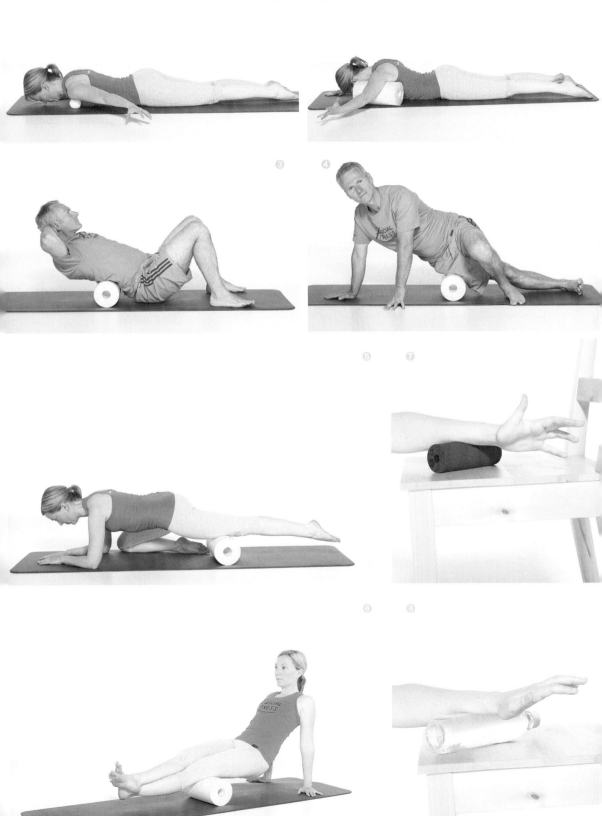

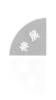

舒緩肌肉痠痛的緩慢伸展操：大象走路

❶ 跪在軟墊上，手掌撐地。注意髖關節要落在膝蓋上方，肩膀落在手腕上方。整個手掌心貼緊軟墊，指尖也稍微出點力往下壓。如此一來，前臂會自動轉到正確的位置，同時兩手手肘內側相對。做這個姿勢時，你可以想像好像稍微要把上臂骨往外翻一樣。縮小腹，然後抬高臀部，把身體撐開呈三角形。接著骨盆往後推，同時腳後跟盡量朝軟墊方向壓。

❷ 像「貓式弓背」（第 132、133 頁）的動作一樣，兩腳膝蓋輪流彎曲。當一腳曲膝時，另一側的坐骨盡量抬高。

❸—❹ 接著，兩腳以極慢的速度一步一步朝手的方向靠近，同時臀部越抬越高，身體彎曲的角度也越來越尖。

一旦腳沒有辦法再朝手部更靠近時，用兩手一步一步往前邁進，最後回到起始姿勢。

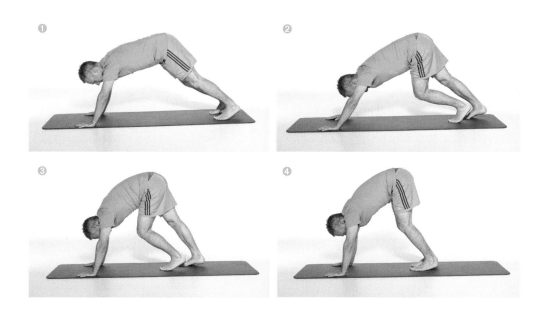

越跑越均衡──給跑者的訓練指示

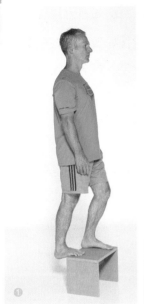
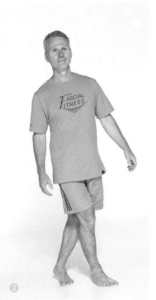
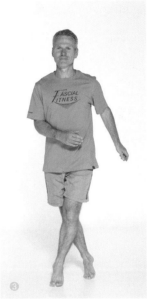
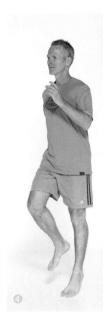

❶ 跑者的阿基里斯腱經常過度操練。透過伸展阿基里斯腱的練習，能夠使這條肌腱保持柔軟，並且提高它的彈性與蓄積能量的能力，所以對跑者來說格外重要。請參考第 158 頁的阿基里斯腱伸展練習。

❷─❹ 此外，身為跑者的你還可以經常為跑步增加一點變化。尤其是耐力跑跑者一直不停在做重複的動作，訓練時能偶爾改變一下身體動作的模式會有很大的助益：你可以變換步伐方向，後退跑或是側向跑，也可以用交叉步，偶爾加入小小的跳躍動作。

還有另一種方式可以讓跑步更富變化，就是利用路旁的椅子、樹根或是小路，在跑步的節奏中穿插一些輕盈的上下跳躍動作。練習時，專注在你的每一個動作上，並維持步伐的敏捷。如此一來，你在跑步時可以好好訓練到身體覺察力與肌筋膜，還可以改變關節與肌腱承受壓力的角度，一舉數得。

給自行車運動員的訓練指示

　　從事自行車運動的人，活動到的部位不外是小腿肚、大腿與臀部。此外，自行車運動是一種重複進行相同動作的運動，膝關節與髖關節的動作非常單一，活動範圍非常小。自行車運動員的大腿後側肌群特別容易出現縮短的情況，膝蓋以上的部位以及臀部後方的肌群則常常僵硬不動。從參加環法公開賽或其他大型

受力不均衡：騎自行車時，相當長的背部肌筋膜線有時會過短，有時又過度拉伸。

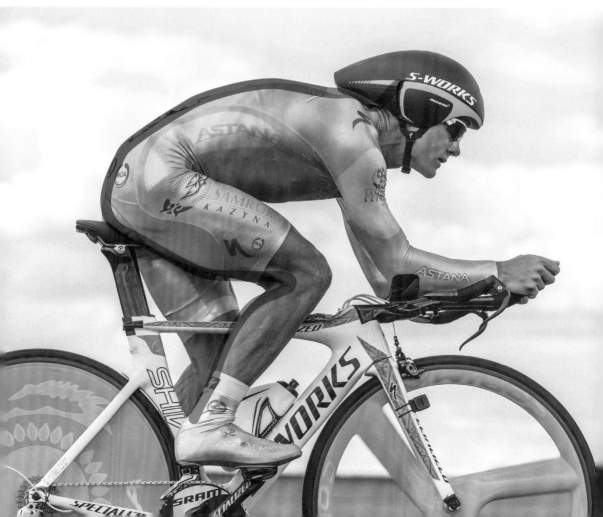

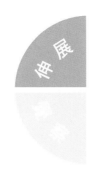

伸展

自行車賽的選手身上，我們知道這些選手在比賽結束後，身體有好幾天都極度僵硬，很可能是身體一直以同一個部位承受負荷所致。

　　如果身體結構組織的訓練太「偏食」，不僅肌肉活動力會受到限制，整體肌肉筋膜的活動度也會十分受限。引起這種情況的主要原因，是肌肉的結締組織變得腫脹，更精確地說，是肌肉結締組織內有水分堵塞。積年累月下來，偏頗的訓練方式甚至會導致紅色肌肉組織變短。

　　基於以上種種原因，自行車運動員應該有自覺地多做一些伸展運動，像是「貓式弓背」（第 132、133 頁）與「老鷹飛翔」（第 120、121 頁）這類的伸展操，訓練才會均衡。再者，自行車運動員的上半身大部分時間都維持在緊繃的姿勢，因此，針對肌肉型所建議的「擴胸運動」（第 162、163 頁）也非常適合自行車運動員練習。順帶一提，上半身過於緊繃還會導致背部淺層肌筋膜線受力不均。在比賽賽程相當長，訓練又非常密集的情形下，經年累月下來，大腿後側一直到膝蓋下方會因為長期處於壓力狀態而縮短，後側頸部也有同樣的問題，相反的，整個背部則一直處於拉伸狀態。

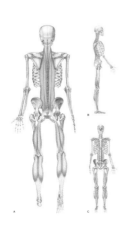

背部淺層肌筋膜線

日常生活中的肌筋膜訓練：
小動作大創意！

　　我們在此要大聲疾呼：請在日常生活中為你的一舉一動添加更多創意。你可以探索各種動作的可能性，讓動作更多樣化，更有趣！這樣的方式可以訓練與刺激肌筋膜，身體關節也能得到足夠的活動。這不僅符合人類身體的原始設計目的，還可以讓身體的運動器官保持健康，不用和特定的訓練內容或運動項目綁在一起做，何樂而不為呢。

　　這個單元裡的都是平時可以順帶練習的動作，不換運動服也不成問題。當然，像是辦公室或朋友家這類場地，不是展現用腳開燈功夫的好地方，這個動作留在家裡練習就好了。不過在辦公室裡，趁主管不在的時候，你不妨在樓梯上練練「階梯舞」；或是當你準備從地板上撿起一枚迴紋針時，也可以趁機做幾個非洲式的彎腰彈振動作，活動一下筋骨。

1. 階梯舞

2. 開燈關燈好功夫

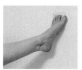

3. 日常生活中的非洲式彎腰

階梯舞

❶—❺ 每個樓梯都可以化為一個小小的肌筋膜訓練舞台：你可以逐階輕盈地跳躍，跳躍時腳步盡量不要發出聲音。練習中可以改變足部的位置，有時向內轉，有時向外轉，也可以身體朝左或朝右一階一階往上或往下跳。練習時，盡可能把腳步放輕。

練習階梯舞時，不論赤腳或是穿鞋都無妨，也可以穿運動服或便服來練習。不過請不要穿高跟鞋，因為你的腳底必須保持柔軟。階梯舞的動作應該帶著舞蹈般的韻律，隨性、好玩、輕盈，像是上樓下樓時順帶練一下。如果能把這個練習變成是上下樓梯的習慣動作，那就再理想不過了。

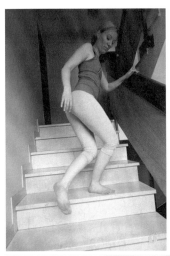
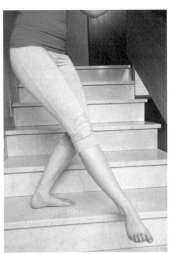
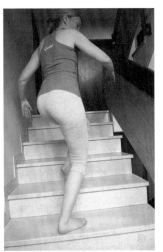
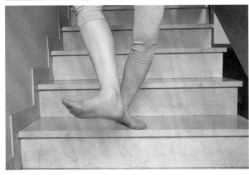
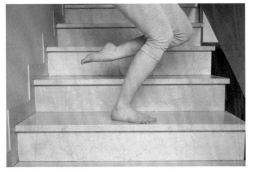

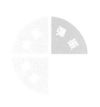

開燈關燈好功夫

　　剛開始練習這個動作時，可能會有一點心理障礙要克服。不過這個動作真的很好玩！你可以搖身一變成為電影《小子難纏》裡的功夫小子，或化身為身手矯健的武林高手。這個動作的做法是，開燈關燈時不要用手，改用腳去按燈的開關。當你在屋裡時，最好不要穿著戶外穿的鞋子來做這個動作，因為鞋底很髒，而你又可能會踢歪，尤其是剛開始練習時，很容易缺乏準頭弄髒壁紙。

■動作分解：

❶ 瞄準燈的開關，兩腳呈弓箭步，讓身體產生初始張力。

❷—❸ 接著，一腳蓄勢朝開關踢，試著用腳去按開關。進階者可以轉身背對牆，以迴旋踢的方式命中開關。

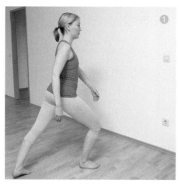 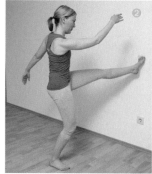 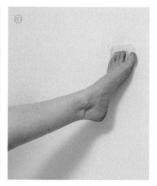

日常生活中的非洲式彎腰

　　每次俯身把物品撿起來時，不妨運用前面介紹的「非洲式彎腰」（第134、135頁）把身體彎下來：用腰部的位置做上下來回彈振的動作。練習過程中，身體朝各種可能的方向轉動一下，同時每個方向都做一到兩次的彈振動作。

銀髮族的肌筋膜訓練

　　肌筋膜會隨著身體老化而產生變化，加上許多人上了年紀後，活動量會跟著減少，當身體不活動，肌筋膜就會沾黏！因此，肌筋膜訓練對於銀髮族來說格外重要。以下是給 60 歲以上的你的訓練良方：

　　上了年紀後，身體組織更新再生的速度會變慢。透過活化的動作，持續規律地滾壓與活絡肌筋膜，可以促進肌筋膜內的新陳代謝，妥善保養身體組織。

　　在日常生活中，身體靈活度與協調性對你來說特別重要，擁有好的靈活度與協調性，還可以避免跌倒的意外發生。所以請選擇一些伸展與覺察的動作來練習。

　　至於彈振的動作，通常有強健體格的功效，你可以從這類型的動作中選擇全身性的擺盪動作，以及能夠改善身體協調性的動作來練習。動作不要太過使勁，務必要小心，安全為上。

❶ 例如「竹子搖擺」動作（第 144、145 頁）相當適合銀髮族練習。

❷「揮劍動作」（第 136、137 頁）也是很好的全身性動作，但是練習時務必要小心。一開始的動作先放輕柔，避免瞬間激烈的動作。動作速度要配合呼吸的節奏，保持一貫的流暢。

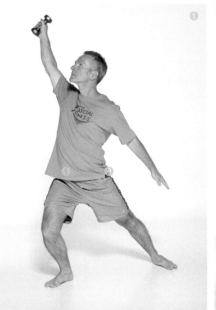
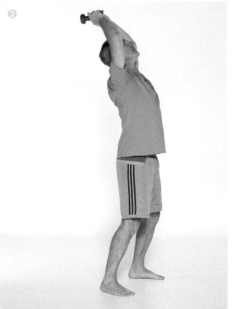

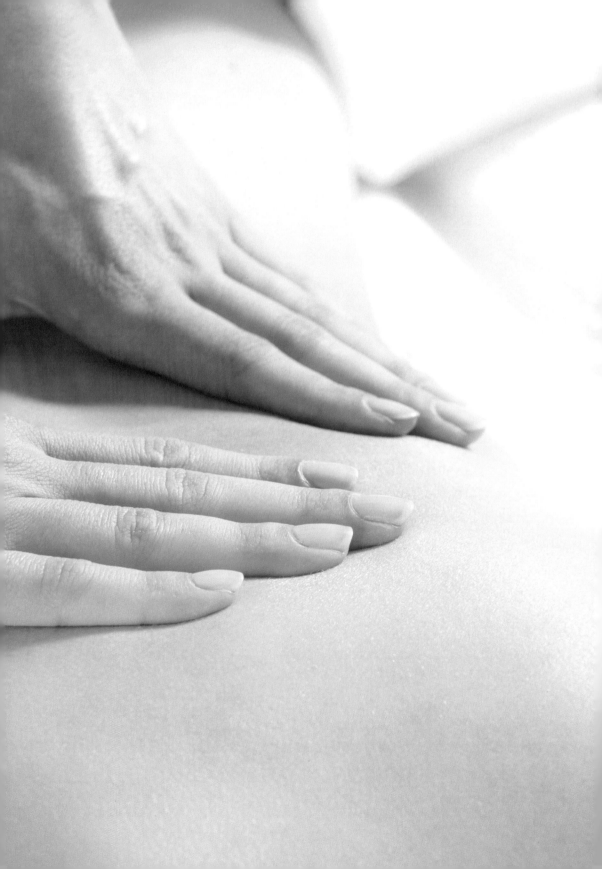

第 4 章

肌筋膜、物理治療與溫和療法

肌筋膜、物理治療與一些運動與治療方法之間的關係相當密切。其中受肌筋膜新知影響最深的領域，可能非物理治療莫屬。肌筋膜研究對物理治療帶來的衝擊之大，甚至可能會使得它的整個理論架構與方法都有必要再重新思考，把缺口補上。相對的，各流派的物理治療師也都稱得上是肌筋膜專家，對肌筋膜的運作機制非常嫻熟。這正是為什麼 2007 年在美國哈佛大學舉辦的第一屆世界肌筋膜研究大會，除了邀請醫學專家、生物學家與會外，物理治療師也在大會的邀請名單之列。許多物理治療師擁有多年觸診與徒手治療的實務經驗，對於治療時身體產生的各種反應瞭若指掌，這些長年累積下來的寶貴經驗，正是肌筋膜研究學者亟欲取得的一手素材。我本身曾經接受過羅夫按摩治療師與費登奎斯學派指導老師的師資培訓，一直到今天，這些訓練仍不斷為我的學術研究工作提供源源不絕的動能。

　　我將在這一章裡簡短地談一談，肌筋膜研究的新發現對徒手治療與其他一些所謂的另類療法，究竟有什麼樣的意義。這是一個相當有趣的話題，也為整合式的治療方法開創出新的可能性。這一章要討論的治療方法包括一些運動種類、徒手治療與按摩。話說自古以來，人類便已深諳健身術與按摩的療癒功效。這種利用健身術與按摩來治療疾病的做法，或許可以一路追溯到遠古石器時代，而在許多不同的文化中，也都可以找尋到這個古老傳統的蹤影。中國是世界上運動文化

最為悠久的國家之一，早在公元前 4000 年，中國一些古籍中即有關於健身術與徒手治療的記載。和中國一樣在這方面擁有源遠流長歷史的是印度，印度傳統醫學乃是全世界最古老的系統化醫學。直到今日，健身術與按摩仍是盛行於印度民間的民俗療法。在西方的醫學與文化發展中，古代的希臘羅馬對於體格鍛鍊與按摩也有相當獨特的傳統，這項傳統充分反映在這段時期的運動文化與醫療文化裡，當時的醫學觀念認為，按摩除了可以安定神經，穩定情緒，還有治療的功效。

　　跨入中世紀以後，這些知識在歐洲變得乏人問津，靜靜隱身在一角，被世人遺忘，一直要到文藝復興時期才有機會重見天日，再度躍上舞台。在接續興起的啟蒙時代，這些知識更是蓬勃發展、大鳴大放。尤其到了 19 世紀，體格鍛鍊形成一股風潮席捲歐洲大陸，德國國民體操之父楊氏（Jahn）即是這場運動的見證者。在這段時期，自然療法的勢力在德國日益茁壯。在這股潮流的推波助瀾下，徒手療法也有了更進一步的發展。第二波熱潮發生在 1920 年至 1950 年間。最新一波登場的則是從 1970 年起開始火紅起來的瑜伽、指壓按摩、針灸、氣功、彼拉提斯等溫和、「東方式」的另類療法。

　　今日，肌筋膜研究揭開了這些另類療法的神祕面紗，帶領我們從全新的視角，深入了解它們的神奇功效。不容否認的是，所謂溫和療法或輔助療法常常有不錯的效果，但是在不久之前，卻沒有人能夠合理地解釋這些效果背

古希臘羅馬時期**的醫生相當重視健身術與按摩。**

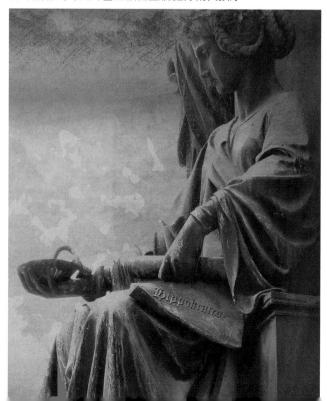

後的原因，不管是針灸、瑜伽、整骨術等等，都面臨著這樣的窘境。這些治療方法各有各的理論，像是生命能量、經絡、氣血不通或「身心靈不和諧」等等，這些理論都是相當古老的思維觀念，有一些是老祖宗們的直覺體悟，有些則純屬臆測。對抱持懷疑態度的醫師與科學家們來說，這些深奧晦澀的觀念沒有辦法讓他們信服，就連我也不例外，讀者們都已經知道我所經歷過的那段心路歷程。但是事實擺在眼前，一些成功的臨床經驗證實這些療法確實有效，雖然沒有一套可信的說法能夠解釋，到底它們療效背後蘊藏著什麼玄機。

　　不過我們現在已經了解，另類療法之所以能夠奏效，其原理可能就在於肌筋膜的伸展與刺激、肌筋膜內液體交換與新陳代謝，以及肌筋膜與神經系統的交互作用。支撐這項推論的理由在於，相當多種徒手治療的方法與運動方式或多或少會作用在肌筋膜上，雖然這些療法的操作者與理論家未必明白這一點。這正是一些傳統療法，或是靠著經驗累積傳承下來的治療方式令人嘖嘖稱奇之處：這些療法要不就是瞄準肌筋膜，以肌筋膜為作用目標，要不就是它們發揮的作用會及於肌筋膜，而這一點，恰恰能為這些療法的治療效果提供一個科學的解釋。接下來，我會舉幾個例子來解釋箇中道理。

瑜伽

　　瑜伽這項古印度健身術歷經了好幾百年的發展，最晚於公元 700 年以前，在代表印度哲學思想集成的奧義書裡就有關於瑜伽的記載。瑜伽原本是一種身體修煉的苦行，藉由對呼吸的控制，幫助修行者靜坐冥想。在原始印度傳統中，瑜伽具有精神靈修層面的意義，它源自於古印度對於自制與捨離的修行傳統，換句話說，瑜伽並不是一種運動，而是對於悟道的追求，以及對自我成就的渴望。但是現代西方世界所熟知的瑜伽，大多偏重於身體的鍛鍊，與印度的原始傳統歧異。話雖如此，西方的瑜伽運動仍然保留了許多與古印度瑜伽相同的動作與體位。

　　近 20 年來，瑜伽對於疼痛治療，尤其是背痛治療的成效非常卓越，專家們

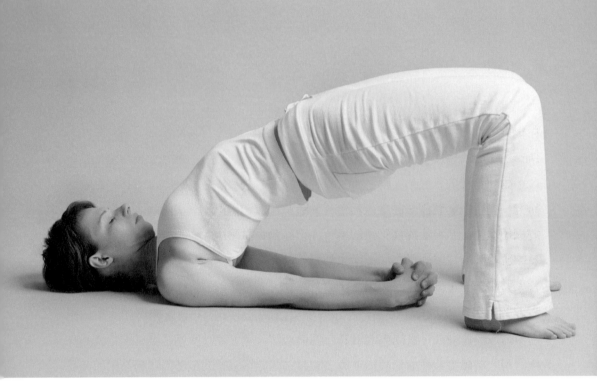

古印度的伸展動作在現代有了新的詮釋。

因此開始注意到這項運動。此外，國際性的科學研究報告，包括德國柏林自然療法研究學者安德烈斯·米夏森博士（Prof. Andreas Michalsen）所做的研究也證實，瑜伽可以紓解壓力，降低高血壓。瑜伽為什麼具有這些正面效益呢？在西方，一般的看法認為，練習瑜伽時，心念必須集中在練習的姿勢上，修習者也必須在姿勢上停留一段時間，這種方式可以使緊繃的壓力獲得舒緩，由這個觀點來看，瑜伽乃是透過心理來影響生理。再者，透過靜坐冥想與精神靈修，身體能夠啟動自我修復的能力，這一點也為健康帶來正面效益。此外，一般也認為練習瑜伽可以強化肌力，促進血液循環，因此可以達到保健的功效，這一點也是通常在解釋為什麼運動有益健康時的標準答案。

　　然而，以上各點真的是瑜伽具有療效的原因嗎？事實上，瑜伽絕大部分的動作都是伸展動作，而且在每一個姿勢上都會停留相當長的一段時間。很顯然，瑜伽的伸展動作會作用在肌筋膜上。肌筋膜接收到這些動作後會做出反應，發送訊息到神經系統，肌筋膜的張力狀態也會同時隨之改變。肌筋膜內的一連串的反應，顯然才是瑜伽之所以能帶來許多正面效益的真正原因，至少一些國際

研究學者是如此推論。在這些國際性研究中，要數美國學者藍文教授（Helene Langevin）的研究報告最具指標性。藍文是全球最富聲望的女性神經科學家之一，她在哈佛大學擔任輔助性醫學與整合式醫學教授一職，並且利用科學方法來研究一些所謂另類療法的療效與應用。藍文已經透過動物試驗證實，伸展動作能夠減輕發炎症狀，使疼痛獲得緩解。在這些動物試驗中，研究人員在老鼠背部深層的肌筋膜上注射一種會引起發炎的物質。注射後，老鼠的動作變得緊繃僵硬，背部看起來也十分疼痛。接著，研究人員每天小心翼翼地幫一部分老鼠做十分鐘的伸展，總共進行 12 天。他們使用的方法是用手捉住老鼠，然後輕柔地幫牠們做數次背部伸展，這些伸展運動乃是模擬瑜伽的伸展動作。試驗結果發現：做伸展運動的老鼠不久之後就可以正常行走，發炎現象也慢慢消退。之後的組織切片結果顯示，相較於未做伸展運動的老鼠，這些老鼠背部肌筋膜內的發炎細胞數量比較少。

此外，師從藍文教授的一位女性學者也針對有背痛困擾的患者，做了一項大型的臨床研究。研究結果顯示，瑜伽之所以能夠減輕背部疼痛，的確可以從它的伸展動作來解釋。

在這項研究中，一大群患者被分為 3 組，其中一組患者練習瑜伽 3 個月，另一組患者則做包含拉伸動作在內的傳統背部健身操，其他的 45 名患者則閱讀一本關於疼痛的書，書裡介紹了呼吸與冥想的練習方法，還提供一些生活上的建議。研究結果顯示：閱讀自助類書籍那組患者的治療效果最差。練習瑜伽的患者以及做健身操的患者，效果則相同；這兩組參加試驗的患者都表示疼痛較為減輕。任教於西雅圖大學的凱倫・雪爾曼（Karen Sherman）做的這項研究，廣泛獲得國際學界的採納。這項研究證實，瑜伽的療效絕非只是因為靜坐冥想或精神靈修發揮了作用，也不是肌力變強的關係，而是要歸功於這項古印度修煉術獨特的伸展動作。至於伸展動作在人體內部到底引起了什麼樣的變化，是一些部位被鬆開或變柔軟了，還是在伸展過程中，有些化學信息物質被釋放了出來，抑或是某些訊號被發送到人體的自律神經系統？此外，這些究竟是本體感覺的現象，還

是內感受性的現象？以上種種問題至今仍然沒有定論。雖然這些問題還有待進一步研究才能釐清，但是以上這些研究所導出的結論——瑜伽會作用在肌筋膜上，以及肌筋膜與背痛具有關聯性，已具非常極高度的說服力。

傳統按摩與徒手治療

　　早在古希臘羅馬時期，就有一群受過特殊訓練的奴隸專司按摩之職，服務在競技場中格鬥的戰士以及馳騁於奧林匹克運動場的運動員。按摩甚至可能是世界上最古老的治療方法。至於按摩為什麼有治療的效果，截至目前為止，主流看法

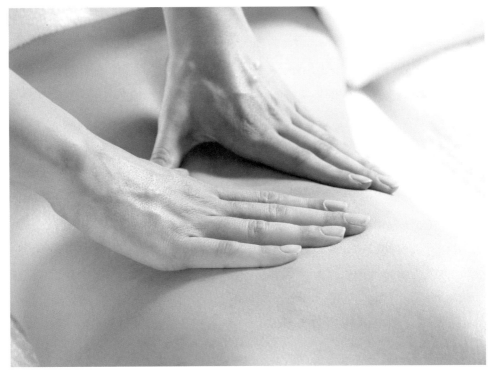

人類自古以來便知道運用雙手來治療。

一致認為，這是由於按摩能促進血液循環，並且讓肌肉放鬆，進而達到療效。

　　按摩之所以有益健康，肌筋膜其實扮演著更重要的角色：人體內部有一個相當特殊的系統，這個系統職司身體面對社交接觸與社交觸摸時所產生的各種反應，而肌筋膜便是這個系統裡的一分子。按摩時，肌筋膜內的新陳代謝會變得更活躍，同時還會釋放出化學信息物質與荷爾蒙。除此之外，按摩這項手技是對身體緩慢地施加壓力、搓揉，讓身體組織放鬆，一如前面所說，這種技法可以促進肌筋膜內的液體交換。在液體交換過程中，組織內的壓力物質與發炎物質，還有新陳代謝後的殘留物，都可以一併被帶走，組織內會再度填滿新鮮的液體與養分。肌筋膜研究學者更進一步證實，按摩時，皮膚與肌筋膜內抑制發炎的化學信息物質會被釋放出來，甚至也可以一一消解肌筋膜沾黏與糾結的現象。關於這一點，讀者們不妨回想一下本書第 2 章所提到的，由查培爾與柏夫兩位專家做的手術疤痕按摩的動物試驗。在這個試驗裡，實驗組接受了緩慢、令身體放鬆的按摩，試驗中使用的按摩手法正是羅夫按摩所運用的技法。事實上，生物學界的專家們老早就知道，按摩會引發體內的生物化學效應與神經反射效應，只不過，引起這些效應的幕後重要推手既不是肌肉，也不單只是肌肉內血液供應或神經分布的因素，而是肌筋膜，這一點卻是前所未有的新發現。

針灸

　　針灸是一種輔助療法，這種治療方式能夠有效緩解背部與關節疼痛，是不容置疑的事實。問題是，針灸的療效究竟從何而來？早在公元 200 年前，中國人便開始運用針刺的方法，用針插入患者體內來進行治療。針灸的理論從「經絡」思

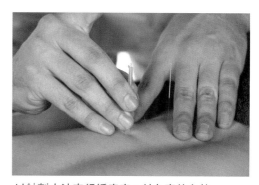

以針刺方法來紓緩疼痛：針灸真的有效。

想出發，中國人認為「經絡」遍布人體全身上下，是生命能量循行的通道，如果經絡氣血不通，可以用針來疏通。針灸的另外一個理論基礎則是陰陽的哲學觀，陰陽指的是陰性與陽性的生命能量。根據這套理論，只要在人體 400 個穴位施針，便可以激發陰陽之氣的流動，藉此調整體內的陰陽來達到平衡。只不過這些玄之又玄的能量觀念，以及經絡內有能量存在，是全身生命能量流經通道的奧秘思想，並無法令西方學者信服。可是另一方面，針灸的效果卻不容否認。針對這個問題，研究輔助療法的哈佛大學藍文教授再度證實，針灸的療效與肌筋膜密切相關：針灸的穴位位於肌筋膜交會點上，而肌筋膜交會點內含有接受器，會產生反射性反應，當肌筋膜受到刺激時（透過針刺的方式，也可以透過按壓或按摩），會向大腦及肌肉發出訊號。這意味著，針灸時，肌筋膜會受到針灸針的刺激，進而產生具有療效的反應。藍文教授的這項發現也解開了一個謎團，解釋了為什麼所謂的假針灸居然也能產生療效。在假針灸的試驗中，研究人員不在傳統的穴位下針，而是把針扎在穴位的旁邊，不過，假針灸刺入的位置仍與傳統穴位屬於相同的敏感區，也就是醫學上稱為皮節（Dermatome）的區域。換句話說，假針灸所刺激的皮膚及結締組織區域，與真針灸相同。這一點恰好可以解釋，為什麼假針灸也能有治療的效果。在藍文教授做了幾個不同的解剖與生理試驗後，陸續又有一些研究報告出爐，大多數是中國學者所做的研究。這些研究結果同樣證實，穴位與某些結締組織的點位置相同。現在中國學者也開始認為，針灸的作用的確與肌筋膜有關。但是在另一方面，他們仍然堅持不肯放棄體內有生命能量運行的信念，對於這一點，我們自然無可置喙。

羅夫按摩療法

　　前面在介紹肌筋膜研究的先驅人物時，曾簡單提到過羅夫按摩這種徒手療法。絕大多數關於羅夫按摩療法的學術報告都是美國學者所做的研究。在德國，這項按摩療法並不在保險給付範圍，這一點仍是我們努力爭取的目標。目前我們

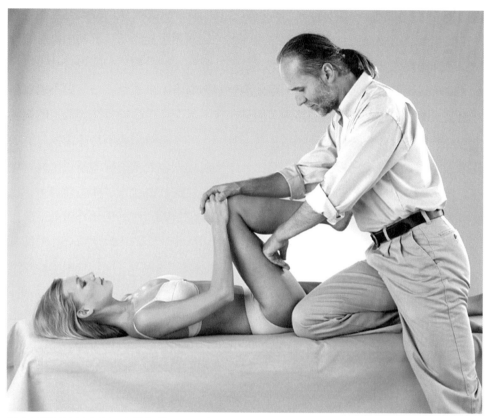

羅夫按摩技法能夠深入身體組織，而且直接作用在肌筋膜上。

正一步一步把羅夫按摩療法對於背部或肩膀疼痛、一般性疼痛、肌肉緊繃與姿勢不良的治療成果記錄下來，並提出科學證據來支持我們的立場。羅夫按摩學派的原始理論認為，羅夫按摩師有能力捏塑或重新塑造結締組織，並且能夠在體內激發所謂的能量流。不過，現代的羅夫按摩治療師已經不再這麼主張。羅夫女士有很多的看法都相當精闢，尤其是她主張結締組織對於身體靈活度極為重要，這一點更具有先驅性的意義。但是從今天的角度來看，她的一些論點已經過於老舊，不合時宜，例如，她認為堅韌的肌筋膜可以透過強有力的按壓永久塑形，這便是過時的觀念。再者，羅夫女士當年並不知道肌筋膜內居然有末梢神經存在，肌筋

膜對她而言只是一種相當有趣且具有機械性質的物質。如果這位偉大的女士能夠
搭乘時光機穿越時空來到現在,親眼目睹現代肌筋膜研究的蓬勃發展,她必定會
和今日許多從事身體治療工作的同僚一樣,為此倍感興奮與鼓舞,對於這一點,
我深信不疑。無論如何,羅夫女士提出的見解與她所開創的技法,已經被證實具
有治療效果,其中一個證據是一項關於有頸部疼痛困擾的患者接受 10 次羅夫按
摩治療的研究報告。羅夫按摩的技法是一種緩慢、令身體放鬆的按摩手法,它的
按摩力道非常強勁,針對像腰椎、肩膀、頸部等周圍有肌肉環繞的部位,能強而
有力地作用在這些部位的肌筋膜上。羅夫按摩療法另外還包含一些動作與伸展,
能有效作用到肩膀與手臂。此外,這項療法也運用特殊的技巧來抬高骨盆,可以
一併對好幾條相當長的肌筋膜線產生作用。

肌筋膜研究的知識能為今日的整骨療法提供強有力依據。

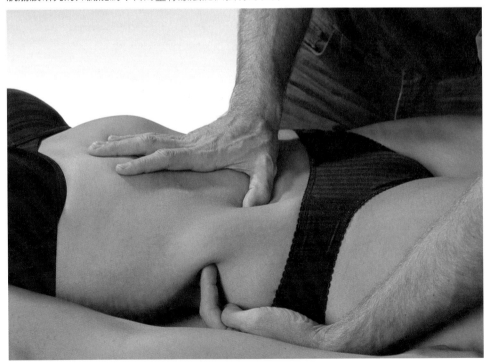

整骨術

　　整骨術是一種徒手療法，這種療法針對各式各樣的疾病幾乎都有一種相應的治療手法。本書第 1 章曾介紹過整骨術的創始人史提，隨著史提過世，在邁入 20 世紀後，整骨術開始循著不同方向有了更進一步的發展。

　　整骨療法乃是透過治療師的觸診，以及特定的技法與按摩手法來進行治療。雖然有些整骨術的療法頗負爭議性，但是根據整骨協會的研究調查結果顯示，整骨療法對於許多疼痛症狀，還有某些調節障礙如高血壓等，以及偏頭痛與慢性病，都具有療效。整骨療法的理論基礎至今尚未獲得證實，目前也沒有確切的證據可以證實這種治療方法對各種症狀都有成效，不過德國一些保險公司仍然將整骨療法納入保險給付範圍。整骨療法頗受一般大眾青睞，是相當熱門的治療方式，在美國甚至是大學學術殿堂裡一個專門的研究領域，也是醫師訓練的一環。學界目前正對整骨術的療效進行臨床研究評估。

　　整骨療法背後的理論基礎認為，人體各個器官臟腑與身體部位均處於動態，彼此間互相牽動，而且這種動態關係有其必然性，因為每一個器官與身體部位都是生命流（Lebensfluidum）的一部分，是體內液態系統的一環。對照人體內的肌筋膜系統來看，透過肌筋膜網絡，人體全身上下的確都在進行液體交換。即使身體各個器官與大肌群都被包裹在肌筋膜這層「外衣」裡，它們並未因此受到拘束，依舊可以活動自如，這也正是人體各個器官與肌群可以順暢運作的關鍵因素。因此，整骨療法之所以能見效，真正原因應該是整骨治療師所運用的技法能刺激到肌筋膜，進而引發某些效應，例如加快新陳代謝的速度，或是使神經元產生反射與反應。科學研究已經證實，一些整骨術的治療方式確實有其效果，而且這些效果都可以從肌筋膜的角度加以解釋。但是整體而言，全面性的科學實證仍然付之闕如。這或許是因為整骨療法過於「包山包海」，面對五花八門的疑難雜症都想要一手包辦，除此之外，它的治療手法欠缺一致性也是一個問題。不過有一點可以確定，那就是整骨療法的療效與肌筋膜密切相關。一些科學家目前正嘗

試運用肌筋膜研究的知識，為整骨療法提出有力的依據，義大利籍的保羅‧托基（Paolo Tozzi）正是其中一位。托基從事物理治療研究，在實務上則是整骨治療師，他也出席了第一屆世界肌筋膜研究大會。

彼拉提斯

現在被稱為彼拉提斯訓練的這一套身體與動作的訓練方法，是由一位曾經當過職業拳擊手，還兼具馬戲團演員身分的人研發出來的。這個源頭其實並不讓人感到意外，約瑟夫‧胡伯特‧彼拉提斯（Joseph Hubert Pilates）在運動領域上涉獵非常廣泛。他 1883 年出生在德國蒙興格拉德巴赫（Mönchengladbach），1912年移民到英國，爾後又遷居美國。彼拉提斯先生最初設計的一套運動是用來訓練士兵與警察。在第一次世界大戰期間，彼拉提斯淪為戰俘，他在戰俘營裡自創了一套訓練方法幫助營友們健身。1918 至 1920 年間，歐洲爆發流行性感冒疫情，奪走無數的生命，據說彼拉提斯的營友們因為接受過這套訓練，安然無恙地度過這一波浩劫。之後彼拉提斯將這套運動朝醫療體操與復健的方向進一步研發，並且應用在舞者的訓練課程中，本書第 3 章所提到的舞蹈家拉邦在當時即與彼拉提斯在美國合作密切。

由於彼拉提斯運動融合了舞蹈元素，充滿趣味性，再加上訓練內容除了有伸展與肌力訓練，還特別重視身體的協調性，使得這項運動在今日備受許多人喜愛。如果了解它的開山祖師有馬戲團演員的背景，上述這些運動特質也就絲毫不足為奇了。彼拉提斯訓練著重在強化核心肌群，也就是腹部、軀幹與骨盆的肌肉，用彼拉提斯運動的專門術語來說，就是所謂的「能量區」（Powerhouse）。肌力訓練已被證實對緩解背痛有卓越成效。此外對於其他許多疼痛症狀、壓力與調節障礙，彼拉提斯訓練也可以達到相當良好的功效。

彼拉提斯先生曾表示，他設計的訓練乃是透過彈振動作與韌帶來達到健身目的。雖然彼拉提斯本人並未受過專業醫學訓練，也沒有明確提到肌筋膜的作用，

但毫無疑問的,當他談到彈振動作與韌帶時,一定也包含肌筋膜在內。彼拉提斯
對於人體動作與構造的確擁有敏銳無比的觀察力,才能憑著直覺就洞悉到肌筋膜
與肌筋膜線所扮演的重要角色。

典型的彼拉提斯動作能強化核心肌群。

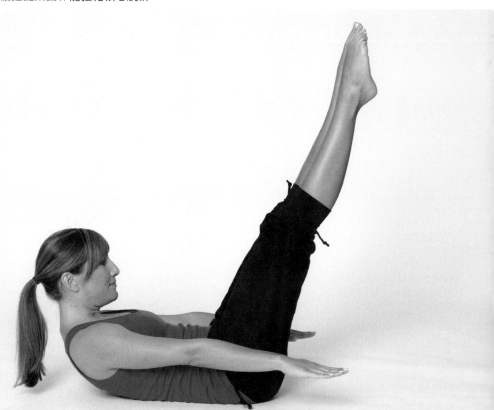

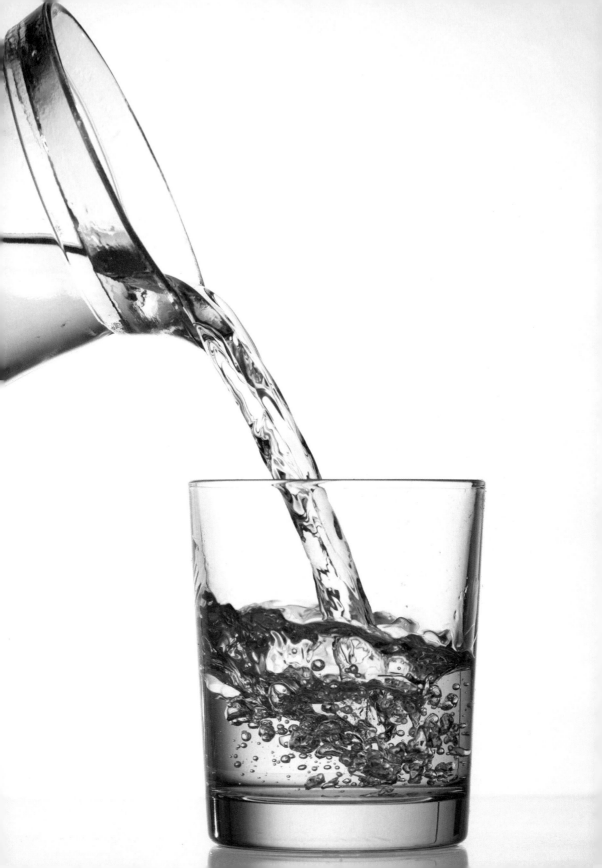

活力肌筋膜：
飲食與健康的生活方式

最後這一章要談的是飲食與生活方式。工作上常遇到有人提出這方面的問題：到底該吃些什麼？飲食對結締組織有什麼影響？應該要補充哪些礦物質、微量元素或維他命？

　　一般人都知道，健康的飲食習慣與良好的生活方式是肌筋膜保持活力、恢復健康的基本條件。道理實在是再簡單不過，如果想要好好保養身體，維持體內機能正常運作，充足睡眠與均衡飲食絕對不可少。這方面的建議絕大多數是大家都已經知道的道理，而且不言自明，這裡就不再一一贅述。不過，結締組織要健康，仍有幾個教戰守則，一定要特別留意遵守。

　　這些教戰守則都是以目前已知的健康飲食與養生原則為根據，目的不在於提供全方位的營養諮詢，而是針對一些對肌筋膜來說格外重要的觀念做重點提示。最後則會分享我個人的保養祕方。

體重過重的危機

　　盡可能控制好你的體重，不要讓體重超標。體重如果過重，對骨骼、關節、韌帶、肌腱、肌筋膜組織等這些負責支撐身體的組織，都會造成過大的負荷，使它們承受遠超過其所能負擔的壓力。此外，身材過於寬廣，靈活度也會變差。不

過最重要的是，體重過重是一個警訊，代表結締組織中的脂肪組織累積了大量脂肪，充滿油脂的脂肪組織會分泌壞荷爾蒙與許多發炎物質。目前已經有證據顯示，這些荷爾蒙與發炎物質對新陳代謝與結締組織會造成不良的影響。此外，還有一點也絕對不能輕忽，那就是對外表美觀造成的影響：體重過重的人，腹部、腿部、臀部與上臂這些部位經常會出現明顯的橘皮組織，嚴重影響外觀。

不要吸菸！

　　吸菸對全身百害而無一利。如果你希望好好保養結締組織，就絕對不要做癮君子。吸菸會使人體產生數量龐大的自由基，對細胞造成破壞，血液中的含氧量

體重超標不僅對骨骼造成過大的負荷，也會對結締組織形成壓力。

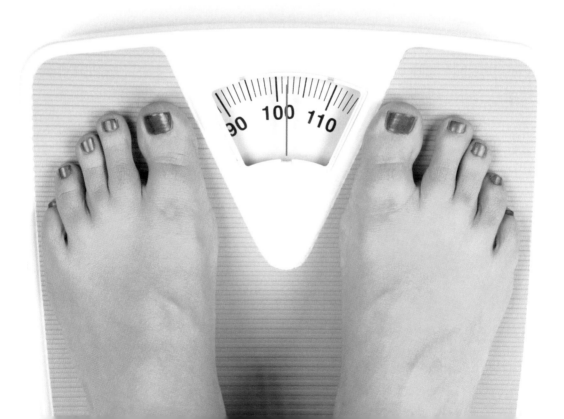

也會因此而降低。另一方面，人在吞雲吐霧時會同時吸入尼古丁，尼古丁是一種會傷害血管的有毒物質，它會令血管收縮，對血管造成壓力，這意味著肌筋膜能獲得的養分相對會變少。研究已經證實，吸菸會提高罹患背痛、軟骨受損、關節炎、椎間盤突出的風險，這些疾病都與結締組織養分供應不足脫離不了關係。

喝足量的水

結締組織的組成成分中約百分之 70 是水分，因此，它需要有充足的水分供應。每天請喝 1 至 1.5 公升的水。注意，這裡指的是白開水，不是果汁、檸檬汽水、可樂、調味乳或咖啡，那些只能滿足你的味蕾，沒有辦法真正解身體的渴。每個人最好都能養成喝白開水的習慣，不要喝氣泡水，水質不錯的白開水到處都有，取得非常方便。從事競技運動的運動員可能需要更多補充水分。但是，請不要因此而猛灌水，過去就曾經發生過因為水喝太多而致死的案例。

全身上下的組織器官都需要水分，對於結締組織來說，水分更是重要。

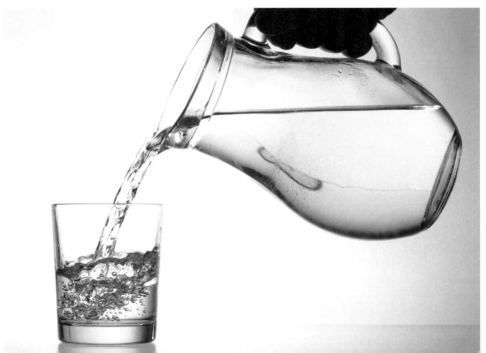

重要營養素蛋白質

　　蛋白質纖維是肌筋膜最重要的基本組成成分，身體需要有蛋白質，才能製造這些蛋白質纖維，而這些特定的胺基酸無法由身體自行製造，必須從食物中獲得。因此，攝取足夠的蛋白質才能使結締組織細胞製造出蛋白質纖維，就這一點來說，動物性蛋白質的吸收利用率又優於植物性蛋白質。食用優質的肉類、人道飼養的雞蛋、魚類、乳製品與乳酪，可以滿足身體對於蛋白質的需求。素食者要特別留意攝取足夠的蛋白質，像是扁豆、豆子、其他豆科植物或乳製品都是良好的蛋白質來源。如果想要更進一步了解哪些食物含有豐富的蛋白質，可以參考一些不錯的烹飪書或是有科學根據的食品營養成分分析表。

肉與乳製品能提供優質的蛋白質，素食者則可以從豆科植物中獲取蛋白質。

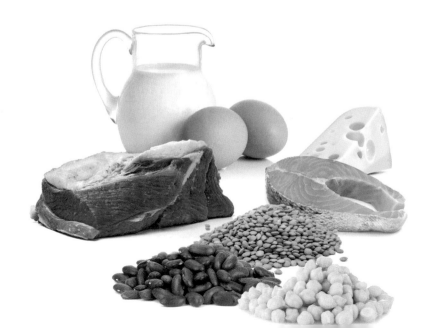

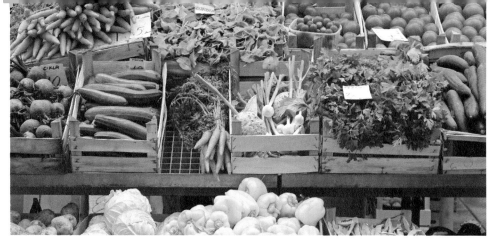

各式各樣的甘藍類蔬菜、甜椒都是良好的維生素 C 來源。

膠原蛋白合成要素：維生素C

　　結締組織中膠原蛋白的合成需要維生素 C 參與，維生素 C 就如同細胞的黏膠一樣，能使纖維相互黏合。體內如果極度缺乏這個重要的維生素，膠原蛋白的合成便會受到干擾，身體組織就會出現維生素 C 缺乏的症狀，像是牙齦出血、傷口不易癒合、骨膜脫離、皮膚角化等等，也就是壞血病。因此，維生素 C 對於結締組織格外重要。現代社會中，維生素 C 缺乏症相當罕見，但還是應該要留意攝取足夠的維生素 C。另一方面，可千萬別誤以為水果是最佳的維生素 C 來源，像蘋果就幾乎不含維生素 C，而檸檬與柳橙的維生素 C 含量也低於一些本土蔬菜。你可以參考維生素含量表，進一步了解哪些食物富含維生素 C。甘藍類蔬菜，比如青花椰菜、球芽甘藍、綠甘藍、白球甘藍、皺葉甘藍，就比柑橘類水果含有更豐富的維生素 C。此外，菠菜、茴香、歐芹、辣椒也富含這個重要的維生素，尤其甜椒的含量更是豐富，甚至馬鈴薯也是相當不錯的維生素 C 來源。到了炎炎夏日，不妨多食用草莓與其他本土莓果。至於熱帶水果，例如奇異果、芭樂、木瓜，或是加工成果汁或做成粉狀的西印度櫻桃，雖然也含有豐富的維生素 C，但相較之下，種類豐富的蔬菜更「庶民」，除了市面上常見，容易買到之外，售價上也親民許多。

讓你活力滿滿的鋅、鎂、鉀

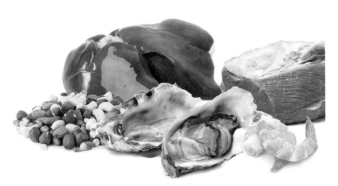

動物肝臟、牡蠣、蝦子中的鋅含量高的驚人，
堅果與肉類也含有豐富的鋅。

鋅是人體必要的微量元素，人體內蛋白質、脂肪與細胞的新陳代謝，都需要它的參與。此外，鋅具有強化免疫系統的功能，還會影響胰島素的分泌。體內如果缺乏鋅，包括甲狀腺素與睪固酮在內的許多荷爾蒙，都會沒辦法發揮正常功能。睪固酮在男性與女性體內都擔負著強化結締組織的任務。另一方面，鋅對於傷口癒合也扮演相當重要的角色，它存在於結締組織細胞的細胞壁內，也參與膠原蛋白合成。當體內缺乏鋅時，會出現傷口不易癒合、結締組織軟弱無力與抵抗力變弱等等症狀。鋅含量豐富的食物包括牛肉、豬肉、蛋、牛奶、乳酪、扁豆、堅果、海鮮與內臟。相較於植物性食物，動物性食物中所含的鋅更容易被人體吸收。

同樣的，鎂與鉀也會影響細胞內的新陳代謝、細胞生長、膠原蛋白合成與體內的水分平衡。因此，人體必須攝取足夠的鎂與鉀。鎂的良好供應來源包括礦泉水與各類堅果，尤其是葵瓜子，鎂含量更是豐富。菇類、香蕉、豆類、乳酪、菠菜與馬鈴薯則含有大量的鉀。

充足的睡眠

睡眠時，身體組織會進行自我修復與再生，尤其是結締組織與椎間盤。當身體有比較長的一段時間維持平躺的姿勢，椎間盤就可以藉這個機會重新吸飽液

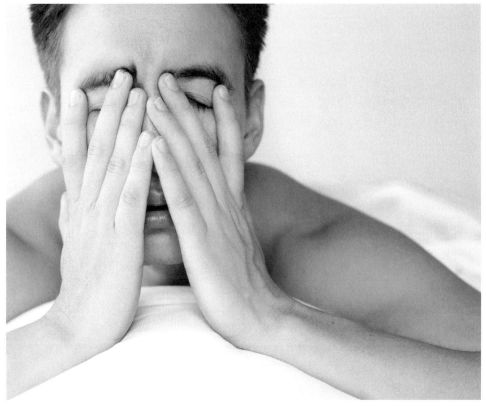

睡眠不足**也會對**結締組織造成壓力。

體，獲得新的養分。此外，只有在進入深度睡眠時，身體才會分泌生長激素，而
生長激素具有促進結締組織細胞內膠原蛋白合成的功能。因此，睡飽、睡好非常
重要，請保持良好的睡眠習慣：按時上床睡覺，當身體開始感覺疲倦，呵欠連連
時，就不要再熬夜硬撐。此外，睡眠的時間要充足，大多數人需要 6 到 8 小時的
睡眠。白天，特別是中午時段，讓自己小睡片刻，因為到了中午，身體生理效能
進入低峰期，依照人體內在的生理時鐘，這段時間適合休息、養精蓄銳，不宜像
拚命三郎一樣繼續埋頭苦幹。如果能按照這樣的步調調整生活作息，體內的壓力
自然會減輕，肌筋膜也會更有活力。

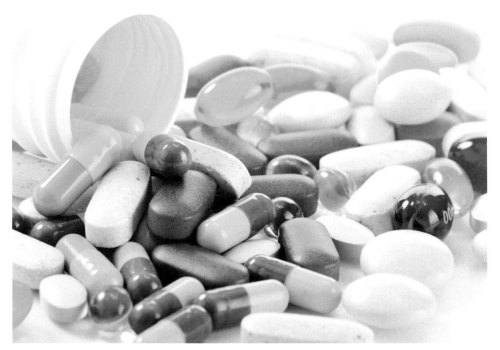

市面上琳瑯滿目的小藥丸，讓補充維生素似乎變得輕而易舉。

營養補充品，真的有必要嗎？

　　坊間充斥著五花八門的營養補充品：二氧化矽、矽、維他命 C、鋅、礦物質、微量元素、維他命 B 群，每一種都標榜可以保養結締組織，不少人貪圖方便，以為只要服幾顆小藥丸就能迅速補充營養，根本不需花心思料理伙食，準備營養均衡的三餐。但真相是，專家們一致認為，由天然食物中攝取的維生素與微量元素比較容易被人體吸收與利用。同時，天然食物也提供了更多元的營養成分：食物中的維生素存在於膳食纖維中，而膳食纖維對人體有極重要的功能；蔬果中除了含有維生素與微量元素外，還有多種植化素；魚、蛋、牛奶則提供人體所需的脂肪，藉由脂肪，維生素才能被人體吸收。

不過，鋅卻是一個例外。鋅是人體比較可能缺乏的少數幾種維生素之一。因此，偶爾補充鋅錠一小段時間頗為可行。服用前，請先諮詢藥劑師或醫師的意見。另外，由 8 種維生素所組成的維生素 B 群，也是每隔一段時間就可以幫身體補充的營養補充品，尤其是在罹患感染性疾病或是壓力過大時，還有素食者，更需要補充維生素 B 群。維生素 B 群儲存在體內，當人處於極大壓力下時，體內的維生素 B 群會迅速流失，這時後不妨服用維生素 B 群一小段時間，就可以把體內缺乏的量給補足。服用前，仍應事先諮詢醫師或藥劑師的意見。

二氧化矽是一種含有矽的混合製劑。矽在傳統上被認為能促進結締組織、頭髮與指甲健康的元素，尤其在一些小眾團體裡，矽更是擁有高人氣的產品。事實上，結締組織內的確有矽的存在，問題是，補充含矽的營養補充品是否真的能夠在體內發揮效用，使肌筋膜的矽含量增加，目前尚無證據可以證實。幾年前，德國曾爆發黑心二氧化矽產品事件，一些產品被發現含有砂子，而且遭受污染，甚至可能導致腎臟受損。事件爆發後，德國漢堡消費者保護團體對二氧化矽產品做出非常負面的評價，德國聯邦與各邦主管機關也開始對這些產品進行檢驗，連醫師也強烈建議民眾不要服用二氧化矽營養補充品。

我的個人保養祕方

我偶爾會服用藥草萃取的保健食品、維他命與礦物質營養補充品。在一年之中，我會選幾個禮拜幫身體補一補，每個短短的「進補療程」之間會間隔一段時間，不會持續不間斷服用。鋅與維他命 C 是我每隔一段時間就會補充的營養素。另外，我還會吃些薑黃素與綠茶粉。薑黃素是印度香料薑黃的主要成分，也是印度傳統醫學「阿育吠陀」所使用的一種藥材。現代研究證實，這種擁有黃澄澄外觀的香料具有抗發炎的作用。此外，薑黃素顯然還能抑制某些腫瘤的生長。綠茶粉與綠茶同樣也含有一些有效成分，能夠降低體內自由基的數量，因此能抑制發炎反應，對許多疾病也具有預防保健的功效。

　　除此之外，德國運動醫學科醫師漢斯－威廉‧穆勒－沃爾法特（Hans-Wilhelm Müller-Wohlfahrt）所研發的一種綜合營養補充劑，也是我想要試試看的產品。穆勒－沃爾法特醫師是德國國家足球隊隊醫，他研發的綜合營養補充劑是由好幾種維生素、微量元素與重要胺基酸調配而成。據我所知，目前並無關於這項營養補充品的研究報告。雖然我認為由各類天然食物中攝取人體所需的營養素比較好，但是，在一些例外情況下，像是壓力過大時，或是疾病初癒後，還有從事競技運動的運動員，若能適時補充這類營養補充品，可能還是會有很大的幫助。

薑黃是一種外觀黃澄澄的香料，含有可以有效抑制發炎的成分。

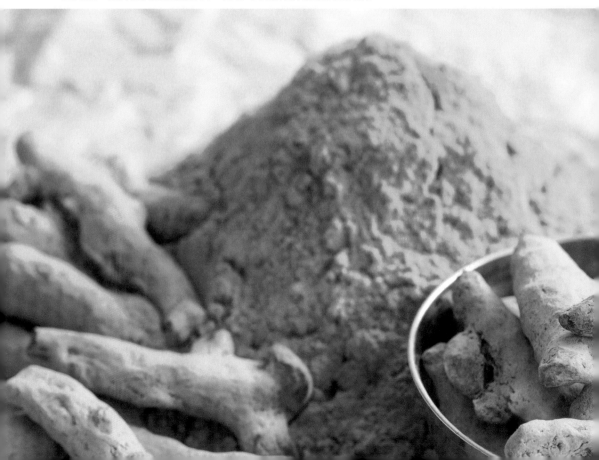

未來屬於肌筋膜！

你是否已經迫不及待，摩拳擦掌準備開始訓練肌筋膜呢？我非常希望你也能被這股熱情感染，因為我深信，不管年齡多寡，也不論健康與否，如果能有目標地訓練肌筋膜，再加上平日多做一點富變化與創意的動作，絕對會受益良多。如果你不喜歡獨自一個人練習，想要參加團體訓練課程，可以洽詢肌筋膜健身協會，我本身也是這個協會的共同創辦人之一。在德國，肌筋膜健身協會已培訓出 400 名以上的肌筋膜訓練師，德國各地都有這些訓練師開設的肌筋膜工作室。此外，對於有志取得肌筋膜訓練師執照者，協會也提供進修的機會。

如果你想更進一步了解肌筋膜健身，或是在訓練時希望有老師從旁指導，不妨就近尋找這類工作室。不管選擇哪一種訓練方式，重要的是要能從中得到樂趣；在覺察身體的過程中，在動作變得更柔軟靈活之際，還有，就像我喜歡說的，在學習更加善用肌筋膜之時，都能從中充分體會到樂趣。加入團體與志同道合的夥伴一起有規律的練習，或是與有經驗的肌筋膜老師一對一訓練，都會讓訓練變得更有趣，尤其是對於初學者與銀髮族來說，訓練起來會更有動力。

最後，我要談一談對於未來的展望：我相信，肌筋膜可以為政府的國民健康政策提供一項願景。本書第 2 章裡曾談到適合成年人的健身遊樂區，當時我們已經點出，不只小孩子需要動動身體，成年人也需要多動一動，運動的方式也應該要更多元，才能讓肌筋膜獲得更好的訓練，而一個趣味盎然的健身遊樂區，勢必

能吸引更多人加入運動的行列。或許，在不久的將來，政府會順應這股民意，將成人健身遊樂區納入全民健康推廣計畫中，在各個鄉鎮城市裡，每一區都能為不同年齡層的人闢建適合的遊樂場。這個美夢絕對不是烏托邦式的空想，它真的有可能實現。一旦美夢成真，在這個工業化國家裡，將會有更多人願意走出戶外，以符合人類物種的方式，像猴子般自由自在地舒展筋骨。藉由這項策略，我們期盼能夠力挽狂瀾，戰勝關節毛病、背痛、關節炎、體重過重等等問題。要知道，我們每年花在這些疾病上的費用可是高達數十億歐元呢！

今日，肌筋膜訓練已成為運動與醫學領域中不可或缺的一環，這些領域的專家們再也無法忽略肌筋膜的重要性。但是，這只不過是肌筋膜研究贏得勝利的第一步。明年，德國沃姆大學的肌筋膜研究團隊將著手進行臨床科學研究，探討肌筋膜訓練對於運動表現與背痛治療的效果。研究團隊將與國內外幾所大學的運動科學家密切合作，研究結果令人非常期待。可以確定的是，研究成果將可以使得肌筋膜訓練的內容與方式更加完善，而且研究成果的應用範圍除了適用於各種類型的運動與訓練方式外，還可以運用在醫療領域中的復健治療與預防保健。

未來，肌筋膜訓練還有更多不同面向的發展可能。在最近幾年，兼具身體治療師與肌筋膜訓練師身分的蒂佛·吉塔·穆勒（Divo Gitta Müller）研發出一套女性專屬的肌筋膜訓練課程，並且在慕尼黑的工作室裡指導她的學員做這套訓練。這項課程除了針對要改善肌筋膜僵硬與縮短的問題之外，也特別把練習重點放在組織鬆軟的部位，透過訓練讓這些部位更緊致、結實。持續規律練習後，穆勒與學員們不只身材明顯變好，體態顯得更青春、更窈窕，心境上也變得更年輕，充滿活力與朝氣，天天都有好心情。

穆勒與我已結褵十載，看著她一路走來，我由衷地為她感到喜悅。在這裡，我首先要向她說聲謝謝，感謝她帶給我許許多多的靈感與啟發，給予我溫暖的支持，也要謝謝她多年來在工作上與我密切配合，令我收穫良多。

此外我還要感謝在沃姆大學與我一起工作的肌筋膜研究團隊、美國科羅拉多州博爾德（Boulder）國際羅夫按摩研究機構（International Rolf Institute）與我

共事多年的授課老師，以及肌筋膜健身協會裡熱情洋溢的訓練團隊。

　　這本書能夠完成，特別要感謝利瓦出版社（riva Verlag）提出構想，在出版社接二連三的敦促下，才有這本書的誕生。最後，我更要向與我合著這本書的科學新聞工作者約翰娜‧拜爾獻上由衷的敬意與謝意。拜爾女士曾在電視上做過關於肌筋膜研究最新發展的報導節目，向世人揭露這項研究的迷人面目，內容精采，引人入勝。藉由她豐富、嫻熟的專業經驗與技巧，本書方能突破種種障礙，以兼具科學知識正確性與可讀性的面貌問世。

圖片索引

p. 92, 94–98, 106, 108–111, 115, 116 上 , 117, 118 上 , 119, 121, 122 下 , 123, 125, 127, 129–135, 137–139, 140 下 , 141–152, 153 下 , 154–158, 161, 163, 165–167, 169–173, 175–177, 179–181, 184–187: © Vukašin Latinovi

p. 12, 20, 29, 34 右 : © fascialnet.com

p.34 左下：圖片根據以下來源調整：Nishimura et al. 1994 (Acta Anat. 151: 250-257) 由 Karger Publishers 友善提供

p. 13, 19: Robert Schleip

p. 14：Endovivo Productions 與 Dr. J. Guimberteau 友善提供

p. 17: © shutterstock/ayakovlevcom

p. 22: © fotolia/Christian Jung

p. 23: © ScienceFoto.de – Dr. André Kempe

p. 24, 75: © Dr. Christian Schmelzer, Dr. Andrea Heinz, Institut für Angewandte Dermatopharmazie an der Martin-Luther-Universität Halle-Wittenberg e.V., Halle (Saale)

p. 25, 59, 64, 65 右 , 102–105, 116 下 , 159: Kristin Hoffmann

p. 27: © shutterstock/topseller

p. 33: © fotolia/Cara-Foto

p. 35: © fotolia/adimas

p. 39, 41, 43, 44, 47: Laura Osswald

p. 42, 197: © European Rolfing Association e.V.

p. 49: shutterstock/snapgalleria

p. 50: © shutterstock/Andrey_Popov

p. 52, 71 左上 : 出自 Tittel, Kurt: *Beschreibende und funktionelle Anatomie*, 15. Auflage, Kiener Verlag, München 2012, S. 273

p. 54: © shutterstock/Lucky Business

p. 55 上 : © shutterstock/Vadim Georgiev

p. 55 下 : © shutterstock/8th.creator

p. 57: Kristin Hoffmann 採用照片：shutterstock/stihii

p. 58: Kristin Hoffmann 根據下列出處圖片：Rode, Christian (2010): *Interaction Between Passive and Contractile Muscle Elements: Re-evaluation and New Mechanisms*, PhD thesis, Jena, Germany, 也 見 於：http://wiki.ifs-tud.de/_media/biomechanik/projekte/interaktion_zwischen_passiven_und_kontraktilen_muskelelementen_neubewertung_und_neue_mechanismen_von_dr._christian_rode.pdf, basierend auf einer Illustration aus: Hill, A. V.: „The heat of shortening and the dynamic constants of muscle ". *Proceedings of the Royal Society of London: Series B*, 1938, 126, 136–195.

p. 59 左下 : © fotolia/JohanSwanepoel

p. 59 右下 : © shutterstock/dlodewijks

p. 60: © shutterstock/Christopher Meder

p. 61: © shutterstock/Stephen Coburn

p. 62: © shutterstock/SJ Allen

p. 63: © fotolia/takasu

p. 65 左：»Mast mit Salinge« von Seebeer, Public domain via Wikimedia Commons

p. 67, 68, 69, 70, 120, 122 左，136, 140 上，153 上，183: 出自 Myers, Thomas W.: *Anatomy Trains. Myofascial Meridians for Manual and Movement Therapists*, Elsevier Ltd, Oxford 2008

p. 71 右上：出自 Tittel, Kurt: *Beschreibende und funktionelle Anatomie*, 15. Auflage, Kiener Verlag, München 2012, p.324

p. 72: © Hermann Baumann, Berlin, aus: Medau, Hinrich: *Deutsche Gymnastik. Lehrweise Medau*, Union Deutsche Verlagsgesellschaft Stuttgart, 1940

p. 73: Robert Schleip 友善提供，根據以下來源修改：Reeves, ND, Narici, MV, Maganaris, CN (2006): »Myotendinous Plasticity to Ageing and Resistance Exercise in Humans.« In: *Exp Physiol* 91(3): 483–498

p. 74: © fascial-fitness.com

p. 76 左：© shutterstock/Maridav

p. 76 右：© shutterstock/eastern light photography

p. 80: © shutterstock/Sukharevskyy Dmytro (nevodka)

p.81: Robert Schleip 友善提供，根據以下來源修改：Kawakami, Y, Muraoka, T, Ito, S, Kaneshisa, H, Fukunaga, T (2002): In Vivo Muscle Fibre Behaviour during Contermovement Exercisen in Humans Reveals a Significant Role for Tendon Elasticity. J Physiol 540 (2): 635-646

p. 85: © shutterstock/Samo Trebizan

p. 86: © shutterstock/Scott Tomer

p. 88: © playfit GmbH

p. 93: © fotolia/Andrey Pils

p. 101 左：© Barto

p. 101 右：© shutterstock/Jose Gil

p. 116 下：© fotolia/bilderzwerg

p. 182: © shutterstock/Radu Razvan, bearbeitet von Maria Wittek

p. 188, 194: © shutterstock/Petar Djordjevic

p. 190: © shutterstock/EveStock

p. 192: © shutterstock/Couperfield

p. 195: © shutterstock/Nanette Grebe

p. 198: © www.bv-osteopathie.de, Bundesverband Osteopathie, e.V., BVO

p. 201: riva Verlag

p. 202, 205: © shutterstock/luchschen

p. 204: © shutterstock/Gts

p. 206: 運用 shutterstock 圖片拼貼而成

p. 207: © shutterstock/Baloncici

p. 208：運用 shutterstock 圖片拼貼而成

p. 209: © shutterstock/KieferPix

p. 210: © shutterstock/monticello

p. 212: © shutterstock/Andrii Orlov

國家圖書館出版品預行編目資料

肌筋膜健身全書 / 羅伯特.施萊普(Robert Schleip), 約翰娜
.拜爾(Johanna Bayer)著；呂以榮, 劉彬彬譯. -- 初版. --
臺北市：商周出版：家庭傳媒城邦分公司發行, 2016.06
面；　公分. -- (Live&learn；21)
譯自：Faszien-Fitness : vital, elastisch, dynamisch in
Alltag und Sport
ISBN 978-986-477-040-3(平裝)

1.運動健康

411.71　　　　　　　　　　　　　　　　105009886

肌筋膜健身全書
Faszien Fitness: Vital, elastisch, dynamisch in Alltag und Sport

作　　　者／羅伯特·施萊普（Robert Schleip）、約翰娜·拜爾（Johanna Bayer）
譯　　　者／呂以榮、劉彬彬
企畫選書人／余筱嵐
責 任 編 輯／余筱嵐

版　　　權／林心紅
行 銷 業 務／何學文、莊晏青
副 總 編 輯／程鳳儀
總　經　理／彭之琬
事業群總經理／黃淑貞
發　行　人／何飛鵬
法 律 顧 問／台英國際商務法律事務所 羅明通律師
出　　　版／商周出版
　　　　　　115台北市南港區昆陽街16號4樓
　　　　　　電話：(02) 25007008　傳眞：(02)25007579
　　　　　　E-mail：bwp.service@cite.com.tw
發　　　行／英屬蓋曼群島商家庭傳媒股份有限公司 城邦分公司
　　　　　　115台北市南港區昆陽街16號8樓
　　　　　　書虫客服服務專線：02-25007718；25007719
　　　　　　服務時間：週一至週五上午09:30-12:00；下午13:30-17:00
　　　　　　24小時傳眞專線：02-25001990；25001991
　　　　　　劃撥帳號：19863813；戶名：書虫股份有限公司
　　　　　　讀者服務信箱：service@readingclub.com.tw
　　　　　　城邦讀書花園：www.cite.com.tw
香港發行所／城邦（香港）出版集團有限公司
　　　　　　香港九龍土瓜灣土瓜灣道86號順聯工業大廈6樓A室；E-mail：hkcite@biznetvigator.com
　　　　　　電話：(852) 25086231　傳眞：(852) 25789337
馬新發行所／城邦（馬新）出版集團 Cite (M) Sdn. Bhd.
　　　　　　41, Jalan Radin Anum, Bandar Baru Sri Petaling, 57000 Kuala Lumpur, Malaysia.
　　　　　　Tel: (603) 90563833　Fax: (603) 90576622　Email: services@cite.my

封 面 設 計／徐璽工作室
排　　　版／極翔企業有限公司
印　　　刷／韋懋實業有限公司
總　經　銷／聯合發行股份有限公司　電話：(02) 2917-8022　傳眞：(02) 2911-0053
　　　　　　地址：新北市231新店區寶橋路235巷6弄6號2樓

■2016年6月28日初版　　　　　　　　　　　　　　Printed in Taiwan
■2024年9月03日初版9刷
定價450元

First published as "Faszien-Fitness" by Dr. Robert Schleip and Johanna Bayer.
© 2014 by riva Verlag, an imprint of Muenchner Verlagsgruppe GmbH, Munich, Germany.
www.rivaverlag.de.
Complex Chinese translated edition copyright © 2016 by Business Weekly Publications, a division of Cité Publishing Ltd.
This translated edition published by arrangement with Münchner Verlagsgruppe GmbH through Jia-Xi Books Co., Ltd.
All rights reserved.

城邦讀書花園
www.cite.com.tw

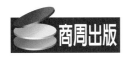

請沿虛線對摺，謝謝！

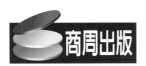

書號：BH6021　　　書名：肌筋膜健身全書　　　編碼：

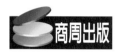商周出版

讀者回函卡

感謝您購買我們出版的書籍！請費心填寫此回函卡，我們將不定期寄上城邦集團最新的出版訊息。

不定期好禮相贈！
立即加入：商周出版
Facebook 粉絲團

姓名：＿＿＿＿＿＿＿＿＿＿＿＿＿＿＿＿＿ 性別：□男 □女

生日：西元＿＿＿＿＿年＿＿＿＿＿月＿＿＿＿＿日

地址：＿＿＿＿＿＿＿＿＿＿＿＿＿＿＿＿＿

聯絡電話：＿＿＿＿＿＿＿＿＿ 傳真：＿＿＿＿＿＿＿

E-mail：

學歷：□ 1. 小學 □ 2. 國中 □ 3. 高中 □ 4. 大學 □ 5. 研究所以上

職業：□ 1. 學生 □ 2. 軍公教 □ 3. 服務 □ 4. 金融 □ 5. 製造 □ 6. 資訊

□ 7. 傳播 □ 8. 自由業 □ 9. 農漁牧 □ 10. 家管 □ 11. 退休

□ 12. 其他＿＿＿＿＿＿＿＿＿＿＿＿＿

您從何種方式得知本書消息？

□ 1. 書店 □ 2. 網路 □ 3. 報紙 □ 4. 雜誌 □ 5. 廣播 □ 6. 電視

□ 7. 親友推薦 □ 8. 其他＿＿＿＿＿＿＿＿＿＿

您通常以何種方式購書？

□ 1. 書店 □ 2. 網路 □ 3. 傳真訂購 □ 4. 郵局劃撥 □ 5. 其他＿＿＿

您喜歡閱讀那些類別的書籍？

□ 1. 財經商業 □ 2. 自然科學 □ 3. 歷史 □ 4. 法律 □ 5. 文學

□ 6. 休閒旅遊 □ 7. 小說 □ 8. 人物傳記 □ 9. 生活、勵志 □ 10. 其他

對我們的建議：＿＿＿＿＿＿＿＿＿＿＿＿＿＿＿＿＿

＿＿＿＿＿＿＿＿＿＿＿＿＿＿＿＿＿＿＿＿＿＿＿

＿＿＿＿＿＿＿＿＿＿＿＿＿＿＿＿＿＿＿＿＿＿＿